山田光胤先生からの口伝

〜口訣と腹診〜

山田 光胤・織部 和宏 編著
高木 嘉子・石川 友章・足立 秀樹・山田 享弘 共著

たにぐち書店

まえがき

大分市　織部内科クリニック　**織部　和宏**

たとえば『万病回春』の滋陰至宝湯の適応症状について「婦人諸虚百損、五労七傷、経脈調わず、肢体羸瘦《るいそう》するを治す。此の薬は専ら経水を調え、血脈を滋し、虚労を補い、元気を扶け、脾胃を健やかにし、心肺を養い、咽喉を潤し、頭目を清くし、心慌を定め、神魄を安んじ、潮熱を退け、骨蒸を除き、喘嗽を止め、痰涎を化し、盗汗を収め、泄瀉を住《と》め、うっ気を開き、腹痛を療し、胸膈を利し、煩滑を解し、塞熱を散じ体疼を去る。」構成生薬は、当帰、白朮、芍薬、茯苓、陳皮、知母、貝母、香附子、地骨皮、麦門冬、薄荷、柴胡、甘草、生姜」と述べられているが、これを具体的にどう理解しどういう風に使用して良いのか、私のような浅学非才の人間にはとても分からないのである。

そこで臨床の現場でこの方剤を使用する上で大変役に立つのが先人の残してくれた貴重な口訣である。

医学を学ぶ上で大事な事は、読んで理解出来る部分は多いが、技術的な所、臨床上の一番ポイントとなる所は、優れた師につかなければ修得出来ない事が多いのである。

特に脈診、舌診、そして日本漢方の最も寄り所にする腹診などは師に教えていただかないと本当の意味での奥枝は分からない。

その点、私は山田光胤先生に平成三年十二月から現在に至るまで月二回直接の指導を受ける事が出来、大変幸せで運が良かったと神様に感謝している。

その上この度は山田光胤先生卒寿記念で出版される『山田光胤先生からの口伝～口訣と腹診～』を師と共に編著させてもらえる事になり名誉とは思うものの大変恐縮している。

共著者は、私の兄弟子で現日本東洋医学会会長の石川友章先生。先生とは二次会などでお互い酒が入ると漢方談議に熱がこもり、至福の時間を過ごさせていただいている。高木嘉子先生は、漢方の大々先輩であり、冷え症は勿論、漢方全体についても奥義に達せられている。『漢方薬を使うコツ』という素晴らしい著書がある。

足立秀樹先生は、日本漢方界ではトップテンのそれも上位にランクされる漢方の達人である。「月刊漢方療法」に長年連載された「方函類聚」の解説が一冊の本として出版される事を私は切に願っている。

山田享弘先生と兄上の博一先生は、和田啓十郎先生、湯本求真先生、大塚敬節先生、そして山田光胤先生と続く系統の五代目を継承される存在である。日本漢方の真髄の理解度において私など比べ物にならないレベルにおられる先生である。

これで紹介漏れは無いかと思うが、この対談集、そして私が第64回日本東洋医学会学術総会のランチョンセミナーでお話させていただいた「日本漢方　山田光胤先生からの伝承～口訣と腹診～」の論稿をまとめて出版される事になりました。この本が一人でも多くの漢方愛好家の先生の目にとまり、少しでもお役に立てれば幸甚に思います。

山田光胤先生からの口伝―口訣と腹診――目次

山田光胤先生からの口伝

～口訣と腹診～

【座談会】

金匱会 半世紀の歩みと次の五十年に向けて

出席者：山田 光胤×石川 友章×山田 享弘

金匱会診療所開設の経緯

石川：山田光胤先生にお伺いします。金匱会診療所の開設の経緯はいかがでしたか？ また当初、開設の主旨はどのようなものでしたか。

光胤：成文にするような主旨はなかったですが、当時、精神的に漢方が衰えていた時代でしたので、漢方を普及し復活させるための施設を作らなければいけないという強い思いが、偉い先生方の中にありました。

たまたま、当時の津村順天堂の社長、津村重舎氏が、大塚敬節先生に、相談を持ちかけたのです。

それまで漢方専門医は何人かいらっしゃったけれど、皆様それぞれ自宅で開業していただけです。言ってみれば、漢方は、細々と世の中の片隅で診療を続けていた状況でした。当時、漢方専門の診療所はなかったのです。

津村さんが大塚先生に相談された時期は知りませんが、昭和三二年の秋の始め頃、大塚先生から、そういう話があるので、診療所を作る。場所は津村さんが提供してくれる。日本橋通り三丁目の交差点、東京駅の八重洲口を出た所だ。場所としては最高の所で始める、ということで、開設準備を始めたのです。

石川：どのような準備をされたのですか。

光胤：施設は、津村重舎さんが、中将湯ビル一階の約半分を提供してくださいました。あとの半分には西鉄航空という旅行社が入っていました。二階、三階は保険会社で、四階以上は津村順天堂が使っていました。

それで大塚先生が、診療する医師団を色々な方々と話し合って決められました。藤平健先生、大塚敬節先生の一番弟子の相見三郎先生、千葉から伊藤清夫先生、そして、吉村得二先生も入ってくださることになりました。吉村先生は、山口県に在住され、隠れた名医と言われていた方です。大塚先生がよくご存知で、「是非参加してください」と頼まれて、おいでいただいたのです。

矢数道明先生にもお話をされたらしいのですが、道明先生は開業が忙しいので、入って下さらなかった。

吉村先生は、その後二年くらいやってくださいましたが、病気で亡くなられました。

その中では、私がいちばん若造でした。大塚先生が「山田も入るか」と言われたので、つい「入れて下さい」とお願いをして、入れてもらったのです。

石川：施設はどのようなものでした。

光胤：あまり広くなかったです。診察室は大体三坪くらいの部屋が二つ。調剤室の薬局も三坪くらいで入口のすぐ側にありました。それから六坪くらいのレントゲン室を作ってもらったのです。機械は五〇〇ミリが当時は普通だったので入れて貰おうとしましたが、天井が低くて入らないので、三〇〇ミリを入れて、それを私が使ったのです。心電計も入れてもらいました。

そして昭和三二年の秋頃、開業しました。

偉い先生は大体週に一回くらい来てくださいました。藤平健先生は、週に一回午後、千葉から来てくださった。伊藤清夫先生も午後一回、相見三郎先生は一日、午前、午後と居てくださったと思います。

それで、私と吉村得二先生が常勤でした。医療法人にしましたから、常勤医が二人必要だったのです。

始めた当初は、医療法人ではありませんでした。自由診療で始めまして、その年の年末頃に認可が下りたのですが、翌年の早春に、医療法人社団「金匱会中将湯ビル診療所」という看板を掲げました。

それで私は、週に三日か四日フルに勤めました。吉村得二先生も同じくらい。吉村先生とちょうど会う日が一日だけあったので、先生の秘伝をみんな貰っちゃったのですよ(笑)。

漢方普及のために…

石川：患者さんは、すぐ来ましたか。

光胤：最初の頃、患者がいなかったのです。漢方をやっている診療所と知らせるために、いろいろ大塚先生が考えられて……。結構大塚先生は、そういうアイディアがあるのですね。それで、いちばんおかしいのは、調剤室の薬局が入口にありますから、そこで漢方薬を煎じて、匂いを出させて表通りへ流した(笑)。そうすると、効果があったか判らないけれど、文句は出なかった(笑)。

それから、「漢方医学研究会」というきれいなプラスチックの看板を作ったのです。長さ七、八〇センチ、幅四、五〇センチの。それを表通りに面したドア、一枚ガラスの立派な引きドアに貼りました。そうしたら、三日目くらいに外を通った保健所の役人が、文句を言いました。その時は、高橋国海さんが薬局長専任になって、事務長が山口さんという津村を退職した人を雇ってやらせていたのですが、その事務長の山口さんが真っ青になって、「保健所に怒られた」と言って、すぐに看板を引っ込めた。

だけど、保健所の言い方は「この看板は目立ちすぎますね」と言うから、「そのくらいならいいのでは、貼っておけば」と言ったけれど、怖がって引っ込めちゃったの。

五、六年経つまでは、そんなに患者が増えなかったですね。だから、家賃をまけてもらったかもしれない。

数年後に二階のもっと広いところに移りました。一階は津村順天堂が使ったのでしょうね。それで、現在地に引っ越すまで二階を使っていました。その頃は患者がとくに多くなったので、広い待合室に沢山待っていましたよ。

石川：前の財団、学会が引っ越した所、あそこに移ったのですか。

享弘：移ったのは昭和六一年の秋ではないですか、中将湯ビルを壊す時に。六二年の春に私が入った時には、もう移っていたから。

光胤：患者が増えてきて、仕事が多くなって、狭いものだから少し広げたいと言って、レントゲンの機械は私が使うだけで稼動しないから、捨ててしまいました。そこに、いろいろ机や椅子を入れたりして待合室を広げた。待合室は初めは玄関の入った所だけでしたから。それでも狭いので、二階が空いて引っ越したのです。

日本東洋医学会の事務局を併設、「漢方友の会」の発足

石川：中将湯ビル診療所内に、昭和三四年に「漢方友の会」が出来たのですが、その辺について教えてください。

光胤：「漢方友の会」の前に、「日本東洋医学会」の事務所が引っ越してきました。それまで「日本東洋医学会」には、事務所がなかったのです。

本部というものが千葉大学の眼科教室にありました。それで、事務所をやってくれと言うので、千葉大の先生である藤平先生や伊藤先生、当時の千葉大の教授方からの要請で、引き受けたのです。初期は高橋先生が事務局長を引き受けられていました。

当時学会の執行部はやはり千葉大の先生方中心でした。長浜善夫先生が中心になってやっていらっしゃった。それでも手が足りないものですから、私に、関東支部（当時学会は関東支部と関西支部があったのです）の庶務理事になれということになりまして、支部の理事となって高橋国海先生と学会の雑用をやっていました。

石川：学会が移ったのはいつ頃なのですか。

光胤：学会の事務所は、診療所が出来て間もなく入りました。学会の事務所も診療所の中にありましたから、毎月、学会の理事会がありましたが二つの診察室の間の境を取り払って、椅子を並べ、理事会を開催するのです。

ずいぶん長いことそうしてやりましたよ。藤平先生がお酒を、一升瓶を毎回持って来られるので、会議が終わってからコップ酒で皆呑んだ（笑）。

学会誌は、二年間、京都の細野診療所で引き受けてくれたことがあるのですよ。その時から活版刷りになりました。一巻、二巻は、謄写版でした。三巻、四巻は、千葉から京都に持っていってくれて、活版刷りになったのです。

けれども、あとの雑用は、全部診療所で処理したのですよ。

石川：「漢方友の会」はどのような経緯で出来たのですか？

光胤：元来、漢方の普及・宣伝・復興が目的で始めた診療所ですから、その目的に適う「漢方友の会」というものを先生達が考えられ、作られたのです。

初代の会長には、木村忠次郎先生になっていただきました。木村先生は、その前の厚生省の事務次官を務めた人で、事務系ですが学者だったのです。アーユルヴェーダのインド医学の研究者でした。友の会の会長を引き受けて下さって、それが昭和三四年ですね。それで、会誌を出したり、そのうちに、昭和三七年だったかな、講習会を始められたのです。

はじめは木村先生が会長をされていたのですが。当時、渋谷区原宿にあった日本福祉大学の講堂を借りてずっとやっていました。その前に、近くのビルを借りてやったこともありましたが…。

「漢方友の会」から、財団法人「漢方医学研究所」が出来たときに、「友の会」の事業をそちらに移したのです。

だから今でも、財団法人「漢方医学研究所」が、「漢方医学講座」を毎年開いています。それで会誌もそのまま踏襲しています。

歴代の先生方の思い出

石川：五十年も経ちますと色々な先生方が診療されたのでしょうね。

光胤：吉村先生は二年くらいやってくださって、胃に腫瘍が出てしまいました。それで具合が悪くなられて、大塚敬節先生が「山田、吉村先生が調子が悪いからお前が検査しろ」というので、レントゲンで胃の透視をしたのです。そうしたら、立派な陰影が出来ているのです。それで「先生、胃の具合が悪いから、お疲れならお休みになったらいかがですか」と言ったら「そうしましょう」なんて言われて…先生ちゃんと知っているのですね。それでお休みになってから数ヵ月後に亡くなられた。それで、友の会発足の時の会報にお名前が載っていないのです。

吉村先生が亡くなられたのとすれ違いくらいに、小出弥生先生が入られて、それで週に一日、診療されていました。百歳になるまで。

石川：薬局長の高橋国海さんのことをお話しください。

光胤：皆「こっかいさん」と呼んだが、「くにえ」と読むのです。

薬剤師は、女性の高橋国海さんが責任者で始めたのです。女性の薬剤師と言いますが、この人は凄い人で、大塚敬節先生の二番弟子なのです。

相見三郎先生に次いで、戦前から大塚先生に就いて、漢方の見学をしたり、調剤を習ったりした人です。それで生薬の鑑定も非常に詳しい方でした。

この人は最初、津村順天堂に勤めていたのです。昭和の初めから津村順天堂に勤めていらした。私が知っている時は、検査室という部署におられました。津村順天堂の工場が、渋谷の坂上の大橋という所にありました。今はないけれどね。そこに薬剤師として勤めていたのです。

主として、検査室でいろいろと検査をしていたのです。

だから後に、戦後になり、津村のエキス剤を開発する基礎実験をやっていらしたのです。もう一人、現在、金匱会診療所の薬剤長をしてもらっている小根山隆祥先生が、薬剤師でいらして、二人で実験をしていたのです。

工場の見学がてら、遊びに行ったことがありました。

あまり広い実験室ではなかったけれど、そこで二人で実験装置を組み立てて、試験をやっていましたよ。一つの広口瓶を出して「山田先生、これ何だと思いますか」と言うのです。黒い流動体が入っている。「わかりませんね」と言ったら、「茯苓の素エキスです」まだ、乾燥させていない取ったばかり、濃縮はしてあるのですが、流動体でした。「舐めてごらんなさい」というから舐めてみたら甘いのです。茯苓の素エキスが甘いということを知っている人は、薬剤師以外ではそういないでしょう、そんなことを二人でやっておられました。

それで、診療所ができるというので、高橋先生は診療所の方へ移籍されたのです。小根山先生は後に残られ、後に実験を続けられて、エキス剤の開発をされました。

高橋先生は女性ですが、一流の漢方学者でしたよ。

石川：勉強会をやられていたそうですが。

光胤：「友の会」が出来た頃から、月に一回、勉強会を始めました。八階が広い部屋で、津村が何かに使っていたところを借りてやりました。

大体始めは、大塚敬節先生の講義でした。『傷寒論』とか『類聚方広義』だとか『金匱要略』、次々にやってくださいました。

ある時から、お互いの研究発表をやりました。それは症例発表でした。

「こういう症例があって、回復した。漢方は何だと思いますか」一人ひとり発表した。研究会には、矢数道明先生も来てくださいました。

矢数道明先生の時には、私は皆当った。相見三郎先生の問題は、誰も当らない。全然違う処方だから…。大塚先生も当らなかった(笑)。相見先生は特殊な発想法でした。柴胡桂枝湯を癲癇に多数使われて発表されたのです。

矢数道明先生の漢方は、私の漢方と同じだから、よく当たった。ということは、大塚敬節流なのです。一貫堂の処方の時は判らなかったけれど。わりと一貫堂の処方は少なかった。『傷寒・金匱』の処方と後世方でもありきたりの処方を出します。

藤平健先生の問題は、どうだったか覚えていない。

伊藤清夫先生は、柴胡加竜骨牡蠣に、桂枝茯苓丸の合方という、ほとんどがそうなのです(笑)。カルテを見ればわかる。だから、問題が出たら、そういう答えを出すので、大抵当るのです（笑）。

あれは、面白かったたし、勉強になったね。症例検討会みたいで…。

石川：吉村先生の処方で、葛根湯加蒼朮がありますね。

光胤　吉村徳治先生の口訣でね、風邪のひき始めに、咽が痛いというほどではなく、イガラッポイ、乾燥したような、気持ちの悪い症状が出るのです。非常に多い。その時に痛みではないから、桔梗を加えず葛根湯加蒼朮というのを使われたのです。それを高橋国海先生が最初に気がついた。処方が来るからね。それで、私にまた教えてくれたので、私は先生に確認しました。

「こういう処方をお使いになるのですか」「はい、使いますよ」「先生が考えられたのですか」と言ったら、昔から生き残った漢方医に吉村先生が就いて教わった、それで漢方を始められた。その生き残りの漢方医に、口訣ですと教わったそうです。

その他、吉村先生は桂枝茯苓丸をよく使われた。証が判らないときには、桂枝茯苓丸を出しておくのだそうです。そして二、三回来ると、証がはっきりしてくるから、本式にあたる、正証が判るから、それに対応した薬を使うとおっしゃっていました。

私は、桂枝茯苓丸をそんなに使わないけれど（笑）。

小出先生も吉村先生と親しくて、随分教わったのではないかと思いますよ。

石川：吉村先生どんな処方を使っておられたのか、興味深いです。

享弘：小出先生百歳の時に、私は隣りで診察していました。

光胤：診療所の診療日数も、かなり後まで一週間に六日やったよ。昭和四〇年代の後半頃、世の中が週休二日制になって、診療所もそうしましょうと高橋さんが言ってね。それで、初めは土日が休みだったと思ったけれど、その後は、土曜にやった方が患者も来るからと、それで月曜を休みにしたのです。いちばん患者の来ない日を。

石川：今の医療法の改正とかで、だんだん夜診療せよとか、そういうふうに時代の要請が強くなってくると、なかなか（笑）。

享弘：昔は、金匱会は九時半から始まって三時まででした。

三時に終わるのは、大塚敬節先生が、仕事はそこまででよいから後は勉強しなさいと、そういうことだったですね。

光胤：その後増えた先生の名前を言ったかな。四、五年たってから大塚敬節先生の直弟子が増えたのです。寺師睦宗先生とか、藤井美樹先生とか、岡野正憲先生、そういう先生を診療所に入れたのです。その頃に大塚恭男先生もドイツから帰ってきました。大塚恭男先生は名前だけは最初から入っていた。

享弘：松田邦夫先生。

光胤：松田先生はずっと後。

享弘：矢数圭堂先生はいつ頃？

光胤：ああ、そうそう室賀昭三先生と圭堂先生が入った。

享弘：一緒でしたか。

光胤：圭堂先生は、矢数道明先生が最初から入ってくれなかったものだから、悪いと思って圭堂先生を出した。

享弘：稲木一元先生、杵渕彰先生、二人は五十年代ですね。私が入ったのは、昭和六二年に三一歳で入って、いちばん若かったのですが、今でもまだいちばん若いのです（笑）。
光胤：小出弥生先生は満百歳まで診療されたのでお祝いをやったのです。その後で、間もなく亡くなってしまったのですけれど。

生薬とエキス剤

光胤：最初にエキス剤の臨床成績を発表したのは、京都の細野診療所です。坂口弘先生が、東洋医学会の総会で発表されました。昭和二〇年代だったと思います。随分早い時期だったのです。でもその頃は、誰も相手にしない。エキス剤大丈夫かな？　と。みんな煎じ薬の時代でしたから。

最初はどこかで作らせたのかな。多分、武田製薬で後藤實先生の関係で作ったのだと思います。そのうちに自前の工場を建てた。

初めに、高橋国海先生引き抜かれそうになった。工場を作るから来てくれないかと。それでとにかく行ってきます、と出かけていった。そうしたら、何か腹の立つこと言われたらしいのです（笑）。それで気の強い人だったから、「行かない」と。こっちは助かったのですけれど…。

そのうちに津村が開発して、最初に葛根湯のエキスを、診療所に持ってきました。昭和四〇年頃か、昭和三〇年代の終わり頃、後半。それで、こういうものが出来たが、効くかどうか判らない、と津村重舎さんが言うのです。重舎さんは、診療所の医療法人の理事長だったから。これの臨床実験をどこかでやってもらえませんかね、と言うのですけれど、そんなことをやってくれる大学は、当時なかった。それで、ここでやろうということになった。

私と藤平健先生が主にやりました。葛根湯だけではなく、小柴胡湯を持ってきたり、黄蓮解毒湯を持ってきたり。それで、使ってみて結構効くのだよ。だから「これはかなり効果がありますよ」と言ったので、重舎さんが喜んで、「それでは大量生産にします」と言って、大量生産始めたの。

津村のエキス剤を開発したのは、診療所の今の関係者です。臨床実験をやったのは今の診療所なのです。でも、そんなことまったく忘れているね（笑）。

代が替わったからな、四代目になるね、重舎さん入れれば。

石川：生薬の治療をこれから続けて行くわけですが、生薬の問題点がいくつかあるですが。金匱会がよい生薬を使ってよい治療をするということで、だんだん生薬問題が出てきているのですが。

享弘：やはり生薬での治療とエキス剤での治療を比べると、生薬で普通やっているとエキス剤だけの治療が非常に難しいなあと思うのです。アトピーなども結局エキスではうまく行かないが、生薬だと簡単に治ってしまうということはよくありますね。

石川：そうですね。

享弘：質の良い生薬で治療するのが漢方の基本だというのがあります。生薬の質は難しいですけれど。ただ、悪いもので効かないと、処方が合っていないのか、分からないところがあります。

石川：まさにそれはあると思います。エキス剤で効かなければ、漢方は効かないのだと捉えられるのも困ったものです。

享弘：エキスだけの治療って非常に難しいと

思うのに、よく、みなやっているなと思うのです。

金匱会診療所の今後の展望

石川：今後の展望について。

享弘：漢方はほとんど保険診療になっていますし、まあ、保険の中でも生薬も使えるのですけれど、ただやはり、本当の意味での漢方も、使いたい薬を使って、保険適用にしばられないで、証に従って漢方を使うというのは、自由診療がいちばん適当なのだと思います。勿論、保険での漢方も重要なのですが、中には本物の漢方を自由診療でやっていく診療所というのは、まず続けなければいけないなと、かなりやせ我慢なところがあっても、続けなければいけないなと思っています。

生薬に関しても、国産の生薬というのは非常に安全性が高いし、優秀なものなのですが、値段も高いということなので、とても保険では使って行けない。だけれども、使うところがなければ、それは作れなくなってしまいますから、国産の生薬を絶やさないためにも、自由診療の診療所というものはしっかりやっていかなければならないと思います。

石川：余分なものが入らない、エキス剤プラス、プラスの志向で行くと必ず余分なものが入りすぎてしまって、結果として証の概念がズレてきてしまうこともあるし、タイさえきちっとした証を見つけてやっていくというのは生薬の診療しかないですね。生薬の質が悪ければ、本当に当っているかどうか分からないというところもありますし。

享弘：エキス剤がもう全盛の時代だから、しっかりエキスを使いこなせなければいけないわけなのだけれど、それだけではやはり、本来の漢方の持ち味というか、力は発揮できないだろうなと思います。

石川：さきほどの葛根湯加朮でも、葛根湯というエキスはあるけれど、朮はどうするのかということだと思います。

享弘：本来漢方は、その一味の持ち味が非常に重要だし、ですから処方から、一つの生薬を抜くか入れるかというのは大きな問題なのだけれど、エキス剤でやる場合は、それは足し算で、処方ごとに組み合さなければならないので、たくさん余分な生薬が入ってしまうのですね。やはり、本来の漢方とはちょっと違うものができてくるのだろうなあと思います。

石川：そういう自由診療をやりながら、物の良いものを作ってゆくことによって、昔の手法、エキス以外で効く処方の開発というか、再発見というか、そういうことをやって行かないと、やはり漢方全体の力を上げるということは、非常に難しいことになり、学会としても充分にそういう努力を行って行く、まあ、国産生薬の安定供給できるようなあり方をやはりやって行かなければならないし、そういうことを確立して行かなければならないだろうし、維持して行かなければならないような気がします。

享弘：エキスでやっていると、漢方がどこまでどれだけの病気を治せるのか、ということに関しては、大分レベルが違ってしまうと思うのです。ですから、漢方の力は凄いのだということは、ちゃんとした証を診て煎剤を使ってこその力だと思いますね。相当凄いのが治っていますものね。エキスでも治る時は治るのですが。
石川：やはり、余分なものが入ってしまいますね。
享弘：治療する側とすれば、煎じ薬の方がはるかに楽ですね。飲む方は実はエキス剤の方が楽かもしれない（笑）。
　患者さんもそうですが、医師団も平行移動で高齢化が進んでいますので、やはりそろそろ若い人を、若い血を入れて行かなければならないなと思います。金匱会に行きますと、今でも研修に来られている先生が大分増えてきていますし、若い先生たちが側についていますので、段々とそういう人達が中に入って診療してくれるようになると、良いなと思います。
　研修は診療に陪席して研修しています。親父にも何人も付いていますし、私の所にも何人か付いていますし。マンツーマンで教えています。あそこは、全部マンツーマンで教わった人間だけがやっている診療所なのです。独学でやった人とか、大学で教わったという先生は誰もいなくて、皆、マンツーマンで師匠に付いているばかりでやっていますし、それを続けています。
石川：いわゆる、マンツーマンでなければ、基本的に伝わる部分が充分伝わらない所もあるし、今、電子カルテにして、文字変換してカルテを作ったりしているけれども、ああいうのは微妙な筆のタッチだとか、書いた時の医者のほうの感情も、患者さんの状態も手書きに確固といって伝える部分があるのだけれど、それを何とか電子化すると、文明開化ではないけれど、高等になったような風に見えるけれど、実際にはそれよりも遥かに情報量は手書きの方があるだろうと思うのです。それと同じようなことが医療にも言えて、やはり手で触って脈を診てお腹を触ってやることによって得られる情報、その情報に対しての理解も、画像診断が優れているといって、絵だけ見ても分からないですよ。そういう部分で、人間の五感、六感というものをフルに働かせてやるその教育システムとしては、やはり金匱会が続けているようなマンツーマンの方法がいちばん良いと思います。

享弘：少しずつしか出来ないですけれど、大量生産は出来ないが、まあ、職人芸というものは、続けて行かないとしょうがないと思います。

石川：進歩、進歩と言うのですけれど、実は作品をいかに綺麗に作ってやれるかということ、技巧というか、精緻というか、そういうものの方を高めないとならないし、大量生産は難しいです。

享弘：その中にひとつふたつ、金匱会診療所のようなところがあっても良いと思います。

金匱会診療所が無くなるとしたら、伝統的な漢方が無くなるときですと言ったら、言いすぎでしょうか（笑）。

（『月刊 漢方療法』二〇〇八年一月号 掲載）

【座談会】

消化器疾患の漢方治療

出席者：山田 光胤×石川 友章×足立 秀樹×山田 享弘

「脾胃の虚」をめぐって

石川：漢方で一番難しいのは、西洋の病名にない脾胃の虚というものですね。それがなかなか理解できないと思いますので、そのへんの話を最初にしていただいて、それから各臓器、口から始まって肛門までの疾患に関して、お話をしていただけたらと思います。

最初に、山田光胤先生に、漢方で一番大切な虚実の判定をする上で必要になる脾胃の虚に関して、初心者でもわかるように話をしていただけたらと思います。

山田（光）：漢方で胃の弱い人、いわゆる胃弱の人というのは消化力が弱く、そのために食べた物の栄養分が吸収されないので、体自体が頑健になりません。弱虫の体になってしまいます。その状態を漢方ではまた、気虚ともいいます。元気がないから、気虚であります。虚というのは衰えるということです。一番元になる胃の働きの低下を、脾虚といいます。

脾というのは、実際の脾臓ではなくて、実態としては胃なのですが、その働きを脾といいます。それを合わせて、漢方では脾胃といっています。

胃の働きが悪い人は、食べ物を多く食べられない、食べてもおいしくない、また少し食べてもおなかがいっぱいになって、胃が張って食べられない、あるいは食べた物がいつまでも停滞して、消化しないという状態を大体訴えてきます。一般医学ではこういう場合、消化剤などを出します。胃が弱い人は消化力が弱いから、消化剤を出せば一時的には効くかもしれません。しかし、それは胃腸自体を丈夫にすることにはなりません。譬えるなら、なまけものの子供の学校の宿題を、親がやってあげるようなものです。

脾虚かどうか診る上で、一見弱々しい体つき、顔つきの人は大体脾虚ですね。それから、漢方では必ず腹診といって、おなかをさわりますから、その時に、おなかの皮、腹壁が薄く力がないのは虚です。その時はたいてい脾虚を伴いまして、心下部で腹壁を振動させると水の音、振水音がします。これを胃内停水といいます。

こういう水の音がする人は、腹壁・胃壁の筋肉の緊張が弱い状態ですから、音が外に伝わりやすいのです。胃の中に飲み込んだ水分とか、分泌した胃液とかがいつまでも停滞しているので、そういう音になるのです。いつまでも停滞しているというのは、胃の運動がにぶいためです。それと、胃壁に力がないから、水分を小腸のほうへ押し出す力がなく、そのため停滞してしまいます。

そういう状態はまた水毒ともいい、また痰飲ともいいます。そういう時に、停滞している水分をとりのぞく働きのある薬が漢方にはあるわけです。

それから、胃の弱い人は大体例外なく胃下垂ですから、おなかにさわってみれば、胃の底・胃底が下がっているのが分かります。大体おへそのところから下三横指以上下がっていれば、胃下垂です。これは腹診をすればすぐに分かることです。そういう弱い胃を丈夫にする、働きをよくする薬が漢方にあるわけです。

こういうことは一般医学にはない治療法であるし、見方だと思いますね。

石川：足立先生、そういう脾胃の虚に使う主な薬方を教えていただけますでしょうか?

足立：一般的に脾胃の虚が正面にくるような、食欲がない、食後にもたれるといった症状に対して、一番使うのは六君子湯だと思います。一番分かりやすい症例でいいますと、膵臓のガンの手術で膵臓の頭部をとり、その後腸を再建したという中年の男性が通っていたのですが、その時胃も半分ぐらいとり、胆嚢も切除してくっつけているために、消化管の機能は当然のごとく落ちていました。

私が診る前に、他の先生方が診て、ずいぶんいろいろな処方を出しているわけですが、何ひとつ満足しませんでした。一週間か、二週間ぐらい服用してから、この薬は合うとか合わないとか言って、すぐに変えて欲しがりました。私はこれではだめだと思い、この人は脾胃の虚だから、とにかく六君子湯を飲ませようと、二ヵ月か三ヵ月ぐらい服用させました。途中で、「あの薬は効かない、他の薬にしてくれ」などと言われたのですが、三ヵ月ぐらいずっと処方を変えないで、とにかく飲ませ続けていましたら、その人は段々肉付きがよくなってきて、最初は振水音がひどかったのですが、それがなくなっていき、腹壁も厚くなって、「あの薬は効かないからもういらない」などということは言わなくなりました。

結局そういう脾胃の虚だけを目標にしても六君子湯が使えるのではないかと思いますね。もっと元気がなくて、体力的に低下して、六君子湯よりも弱い状態の人で、腹壁も弱い場合には、四君子湯というのがありますし、さらに冷えが強く、口の中につばがたまるということになれば、人参湯というのがありますね。こういう六君子湯・四君子湯・人参湯という脾胃の虚の薬や、あるいは内臓の冷えを温めるような薬を中心として、いろいろな運用をしていくというのが、私の場合多いですね。

山田(享)：胃腸症状をメインに訴えてきた患者さんの場合には足立先生のおっしゃったとおりなのですが、それ以外に婦人科や皮膚科などの疾患で来た患者さんの中にも、脾胃の虚が強い場合があります。そういう時には皮膚科的な薬、婦人科的な薬と、さきほど言ったような薬を組み合わせるようなことをしないと、うまく治癒しません。脾胃の虚というものに関して、なんらかの手当てをしないと、他の薬も効いてこないということがあると思います。

まず体力をつけさせて

石川：疾患の基本としては、まず脾胃の虚を取り除いてあげる、そうすることによって、各疾患が治しやすくなるということですね。体の中心であるものをうまくさばかないと、他がうまく治らないですからね。

六君子湯が話に出ましたが、ある昔話で、弟子が故郷に帰って開業する時に、師匠に「金持ちになりたいか、名医になりたいか」と聞かれ、弟子は「親を養わなくてはならないから、金持ちになりたい」と答えました。そうしましたら、師匠が「六君子湯だけはよく使え」と言いました。その通りにしたら、その弟子は名医になったという話がありま す。それぐらい有名な薬であります。

私の場合、柴芍六君子湯でよく効いた経験があります。慢性膵炎などで、おなかに石がたまって、元気がなくなってしまったという人がいたのですが、柴芍六君子湯を飲ませると、段々おなかの弱さがなくなってきました。さきほど足立先生がおっしゃったように、性格も変わってくるということがありますね。性格はやはり気力が充実してくると、元気になってきて、性格も前向きになるということがあるのでしょう。

足立先生は補中益気湯はお使いになるのでしょうか?

足立：補中益気湯は漢方を始めたてのころはよく使っていましたが、最近ではあまり使うことはなくなりましたね。非常に疲れているという訴えが強く、腹力が六君子湯・四君子湯ぐらいの弱い人の場合には、使う場合がありますし、そういう時は非常によく効きます。補中益気湯は最後の手段のようなものとしてとってありますね。非常に使いやすい、いい薬だと思います。

石川：ベースが四君子湯から来ていますから、非常に使いやすいと思います。

まず脾胃の虚をとってあげることによって基本的な体力をつけることが大切ですね。消化器疾患に限らず、他の病気でも、そういうものをまずやってあげる、それから病気に対して治療をしてあげるということです。

足立：他の病気に対する併用の例ですけれども、主婦湿疹といわれている、中年女性に多い、手や首などの荒れ、そういう慢性湿疹のようなものを主訴にやってこられる方が何人かいました。唇の乾燥や手足の煩熱などを目標にして温経湯を使うのですが、なかなか反応がよくなかったので、脾胃の虚あるいは裏寒が悪さをしているのではないかと思いまして、人参湯を併用してみたのです。寝る前に1回だけ服用させるようにしました。そうしましたら、みるみるよくなりました。4、5例そういう症例を経験しました。もしかすると人参湯が効いているのかもしれないと思い、人参湯だけを使ってみたこともあるのですが、その時には発疹は治りませんでした。だから、適当と思われる処方を投与しているのに病気が治らない、しかも胃腸の調子が悪い。そういう場合は、胃腸の調子を整える薬を併用することが必要であり、必須ではないかと思います。

石川：熱のない風邪には真武湯などを使います。それで眠れないということがあります。胃腸が弱くて麻黄が邪魔するような場合や、胃腸の無力でそうなっている場合があるので、人参を加えたりすることで、体も温まるし、おなかの具合もよくなります。確かに病態としては真武湯なのですが、脾胃のカバーをきちっとしないと、薬が効かないということも多いですね。

山田享弘先生は補中益気湯で湿疹などを治しておられませんか？

山田(享)：私は、あまり補中益気湯を使わないのですが、十全大補湯をわりによく使います。十全大補湯から四物湯を抜いてしまったような、桂枝加黄耆湯に、四君子湯を合方することが多いですね。大体そういう湿疹みたいな病気になる人は胃腸の弱い人が多いですね。

硬いものをよく噛んで

石川：最近は食べ物のせいで、お子さんが弱くなってきて、みんなすぐくたくたっとなってしまいます。いかに胃腸を治してあげるかが、注意しないといけないところですね。あるいは体を温めること、冷えをどのようにとるかなどが問題ですね。

山田(光)：食べ物に関して言いますと、やはりやわらかいものばかりを食べていては体が強くなりませんね。特に胃腸の働きがよくならないですよね。あごを使わないから、いろいろな障害が出るということもあります。

戦後、栄養がよくなったから、日本人の体格がよくなったのですが、今の若い人はすぐにくたびれてしまって、電車の中などで床に座り込んでしまうことも多くなりましたね。やっぱりある程度硬いものを食べなくてはいけないということでしょう。

脾虚の人は硬いものを食べれば、胃がすぐに痛んで、障害が起きてしまいますから、そういう人には今言ったことは勧められませんね。脾虚の人は、冷たいものを食べると脾胃を冷やし、ますます働きが悪くなっていろいろな障害が出てきてしまいますから、気をつけなくてはいけません。

山田(享)：胃腸が弱い人はお粥を食べればい

いのか、それともよく噛んで唾液を出したほうがいいのか、悩むところですね。唾液は消化液ですので、本当はよく噛んで唾液を出した方がいいのです。お粥は噛みませんから。

石川：デンプンを消化するのはアミラーゼで、アミラーゼを最初に出すのは唾液ですから、口の中で甘く感じるぐらいに糖化させれば、胃液や胃酸で消化するより効率がよく、胃に負担がかからなくなります。

　金匱会診療所には、勤めておられた伊藤清夫先生等、食養の専門家が食事の注意書きを残しておられるのですが、それには、第一によく噛むことというのが出てきます。30回以上噛むことで、消化吸収をよくしますし、歯を強くし、脳の刺激によって知能をよくするということがあります。

山田(光)：おかゆとかおじやは、極虚の人、脾胃の虚がひどい人には食べさせたほうがいいですね。ですが、それほどでない人は、普通のご飯をよく噛んで食べるのがいいでしょう。そういう人にはおこげの硬いごはんを食べさせたら、やがておなかが痛くなりますね。

　不眠になったり、下痢をしたりする人がよくいますが、話を聞くと、柿にはビタミンCが豊富で、風邪の予防になるということでいっぱい食べたらしいのです。この話から、いかに柿が体を冷やすかが分かります。体を冷やすということと、食べ物とは非常に大きな関わりがあるのです。

　柿をいくら食べても平気な人というのは、ビールをいくら飲んでも平気な人ですね。ビールを飲むと、冷えておなかが痛くなるという人は、柿を食べると、もっと冷えて、具合が悪くなってしまいます。

石川：脾の虚がある人というのは冷えに非常に弱いですね。
山田(光)：冷えやすいからですね。
石川：なぜか冷えるものが好きという人もいます。生野菜だとか、果物だとか大好きな人が多いですね。
山田(享)：食べ物が体質を作ったということもあるでしょうね。

胃炎・胃潰瘍の処方

石川：それでは、各論的な話にはいりましょう。

一番目標になるのは、西洋医学で急性の胃炎や慢性の胃炎と名付けられるものですが、これについて、山田光胤先生はどうお考えになりますか？

山田(光)：胃炎は、慢性のほうが問題になりますね。急性の場合は、絶食しただけでも治ることがありますから。それに対して慢性はなかなか治りませんね。そういう人には、脾胃の弱い人もおります。

漢方の有名な偉い先生で、体が弱く、勉強をして、いろいろな養生法を試してみたのだけれども、少しも丈夫にならなかったという方がいました。大塚敬節先生に診てもらったら、半夏瀉心湯を飲めといわれたのです。私は、それでは少し強いのではないかと思い、茯苓を加えたほうがいいのではないかと言いました。先生がそうされたかどうかは分からないのですが、その方は半夏瀉心湯を長年飲んでかなり丈夫になりました。

それまでは、私とその方と一緒に食事に行った時など、私がカレーライスを食べても、その人は全然食べられないのです。胃が弱いからですね。でも今は食べられるようになったそうです。

半夏瀉心湯というのは、おそらく胃炎治療の中心になると思います。私はやや強い人に使うと思うのですが、大塚先生は弱い人にも使っていました。ですから、かなり守備範囲が広いのではないかと思いますね。

半夏瀉心湯よりも弱い場合に、六君子湯を使います。もっと弱い場合は、四君子湯。冷えがひどかったり、胃部の痛みが頻発するときには、人参湯。痛みだけがある、弱い人が、人参湯だけではだめな場合には、安中散。

安中散というのはおもしろい薬で、胃部の痛みを鎮静するのですが、月経痛も鎮静するのです。生理痛のひどい、虚弱な体質の人には効きます。これは本などには書いてありません。

半夏瀉心湯よりも強い人、胃炎や胃潰瘍の場合には、黄連解毒湯を使いますね。それから、また大体同じぐらいの強さの時に、柴胡桂枝湯を使います。これは胃炎・胃潰瘍の激しい痛みに効きます。ただ、柴胡桂枝湯を使うには、腹診をして胸脇苦満が出ている時でないといけません。胸脇苦満がない場合には、効きません。さらに強い場合、実証で、胸脇苦満がある時には四逆散を使います。

それから、急性胃炎で、痛みが強くて、いくら薬を使ってもうまくいかない場合、胸骨の剣状突起のあたりを中心に痛む場合、清熱解鬱湯という後世方の薬がすごくよく効くことがあります。これは私自身が経験したことなのですが、外国に行って、ある時朝食がわりに、果物を沢山食べ、おなかが痛くなりまして、困ったことがありました。人参湯や安中散のエキスを飲んで、一時的におさまりましたが、完全には治らないのです。家に戻って、ひょっとしたら、清熱解鬱湯が効くのでは、と思い、飲みましたら、2、3日ほどで治りました。これは急性胃炎でしたが、慢性胃炎でも効くことがあります。

石川：四逆散というのは結構面白い薬ですね。十二指腸潰瘍や胃潰瘍など鬱気味の人に飲ませると、鬱がとれて、潰瘍が治るということがあります。それから、柴芍六君子湯の方意でエキス剤を配合する時は、四逆散と六君子湯をエキスでまぜて使うということがありますね。最近では、柴胡桂枝湯と人参湯を合方するというのもありますね。

山田(光)：柴胡桂枝湯には人参が入っていますから、これは朮を加えるという意味があるのですね。つまりは、柴胡桂枝湯加朮ということですね。

石川：ええ、この合方ですと、結構痛みがとれますね。

山田(光)：柴胡桂枝湯だけでも結構痛みはとれますけれどもね。

昔、私の長男（山田博一先生）が強い腹痛で体を丸くしてうずくまっていたので、人参湯を飲ませたり、小建中湯を飲ませたのですが、治りませんでした。夕方に父のところに行って、長男を診てもらうと、これは柴胡桂枝湯だと言って、当時はエキス剤がありませんでしたから煎じ薬を作ってくれて、すぐ飲ませてくれました。そうしたら、帰るころには大分楽になったようでした。その夜はよく寝て、次の日には治りましたね。

柴胡桂枝湯は相当痛いものにも効くということの一例です。

足立：胃炎などにどんな処方をと言われても、普段からよく使いますので、あまりにも使い過ぎて、コメントしようにもなかなか難しいのですが、とにかく患者さんのおなかを触診して思いつくのがこの系統の処方です。その後これ以外の処方で、その病気に合ったものがあるかどうかと考えるのです。

漢方では、体力の虚実というのと、脾胃の虚実というのを大体同じものと考えます。ですから、必ず処方を考える時に、どれぐらいの強さのものが服用できるのか、六君子湯がよいのか、半夏瀉心湯でも大丈夫かという具合に考えますね。それから、陰陽虚実の判断をもして、他の情報や所見も総合してどれを使おうかなと考えるわけです。こういう処方は、とにかく使い慣れることが大事ですね。

具体的な処方の有効例というかトピックスをあげますと、茯苓飲などは、術後、特に胃の術後などで嘔吐したりする方に使うことがあります。慶応の福沢先生は茯苓飲を投与して、胃の術後の幽門狭窄などに使っていますね。

あと特殊な例なのですが、高熱が続いて、上腹部に腫瘤が触れるようになり、ひと月ぐらい三十九度の弛張熱が続いていた七十歳ぐらいの男性がいました。食欲がなくて、食べてもすぐに吐いています。その人は胃炎ではなかったのです。十二指腸から後腹膜に伸びている巨大な憩室があり、そこに食べたものがたまって、おそらく一部リークして、腹膜炎を起こしていたのだと思います。抗生物質を使って熱を下げていたのですが、ものを食べるとすぐに熱が出てしまいます。手術をしてしまおうかと考えたのですが、体力や年齢のことを考えた時に、外科の先生がこのまま様子を見ようと言っていたのです。その時にどうしようかと考えて、平胃散をつかってみたのです。そうしたら、おなかの張っているのが、段々とれてきて、ご飯も食べられるようになり、熱も出なくなって退院したということがありました。薬の基本的な使い方をよく知っていて、もしかするとこれが効くのではないか思って使うと、時に非常に役に立ちますね。

古方と後世方の薬の混合

石川：四君子湯に関しまして、ある患者が心臓喘息か、心不全を起こしていたのですが、おなかを診てみると、振水音がひどく、脾胃の虚がはっきり出て、麻黄剤も使えず、困ったことがあります。

ところが四君子湯に杏仁を加えて、四君子湯加杏仁にして飲ませたら、今までにないぐらい楽になりまして、そういうちょっとした工夫でものすごい威力を発揮するのだなということを経験したことがあります。

足立：それは四君子湯と茯苓杏仁甘草湯の合方ということですね。

脾胃の虚や、慢性胃炎に頻用される処方を知っておくと、漢方の応用の幅が拡がるのではないかと思いますね。

石川：人参湯の腹証の時に、いくつかあるような気がしますね。

ひとつ目のは、おなかが経木（お寿司が乗っている薄い板）のように硬く張っているような場合、もうひとつは心下満のような状態になっている場合があります。

人参湯の方のおなかを診ていると、特徴と

して、骨盤が大きいわりに胸膈が狭くて、上腹角が鋭角で、フラスコみたいなおなかの人が多いのではないかと思います。

山田(光)：見ただけで虚とわかるのは、胸膈が狭くて、そのくせおなかが大きくなってい
る、カエルみたいな形のものですね。これは体格が大きくても虚ですね。

　胃苓散というのはおもしろい薬で、数年前の夏に運動をして、汗をいっぱいかき、水をたくさん飲んで、脂っこいスパゲッティーを食べ、夜になって山小屋に帰ってきて、それからまた街に出て、うなぎを食べたんですよ。そしたら、翌日から下痢がはじまってしまいました。あまりおなかは痛くないのですが、止まらないんですね。あまり薬がなかったので、とりあえず五苓散を飲みました。すると、ちょっとはよくなるのですが、やがてまた下痢をするのです。やはりこれは五苓散じゃないなと思いました。しかたないので、家に帰ってから、五苓散と平胃散を合わせて胃苓散としてエキスで飲んだら、とてもいいのです。それで、煎じ薬で飲んだら、翌日治ったことがあります。

　五苓散は古方の薬で、平胃散は後世方の薬ですね。古方と後世方の薬を混ぜると、すごくよく効くこともあるという一例ですね。

熱に対する五苓散の威力

石川：今出た五苓散は頻用するのですが、最初に飲んだときに何が大事かというと口渇が一番大事なのですね。
山田(光)：汗をかいて、のどがかわく、いくら飲んでものどの渇きが止まらない時に、五苓散を飲めば一服で治りますね。

山田(享)：体の水が減るだけで症状がとれないという場合、五苓散を飲むと、体全体のバランスがよくなりますよね。

山田(光)：水代謝の調節に効くんでしょうね。

石川：この冬の風邪に、嘔吐、下痢の症状が多いですね。たまたま患者が五苓散を持っていまして、1日、2日で治ったということがあります。

　山田光胤先生はこの間五苓散についてお書きになっておりましたけど、五苓散というのは、水逆以外にも非常によく効く薬ですね。

山田(光)：簡単な薬ですけどね。中に入っているのは、いつでも使うような薬で、それがいろいろな働きをします。不思議といえば不思議で、それを知らないお医者さんは気の毒だと思いますよ。

石川：風邪で熱が出て、下痢をして、体温が三十七、八度だという患者がいたのですが、五苓散でちゃんと熱が下がるのですね。普通は、五苓散で熱が下がるわけがないと言われていますが、やっぱりいろいろ水分代謝をうまく整えることで、熱が下がるのではないかと思います。実際にそういう患者さんに五苓散を飲ませると、きれいに熱は下がってきますよ。

山田(光)：原典の『傷寒論』には、熱が出る症状の時には五苓散を使うようにと書いてありますから、熱が下がるのは当たり前なのですね。

石川：いつの間にかそういうことが忘れられてきてしまいました。

山田(光)：他の医師達は、慢性病に使うことしか知らないから、不思議だと思うのですね。

　私が、初めて五苓散の威力を知ったのは、

長男が子供の頃高熱が出て、激しい嘔吐と下痢をしていた時に、五苓散を煎じて飲ませてあげたら、熱は下がり、嘔吐と下痢も治りました。これで五苓散の使い方を覚えたのです。

石川：私が五苓散の使い方を覚えたのは二日酔いです（笑）。顔がむくんで、小便が出なくて、下痢をして、それに水を飲んでもすぐに吐いてしまい、五苓散を飲んでも吐いていましたね。

山田（光）：二日酔いの時に五苓散を飲むと、ひどい時はまず吐いてしまいます。胃の中に残っているものを全部出してさっぱりしてからもう一度飲むのがいいですね。

石川：汗や小便が出れば、改善しますね。風邪を引いて、おなかの調子の悪い時に飲ませて、目安として汗や小便が出てきたら、よくなってきたという感じがします。

山田（光）：漢方薬は飲めばすぐ効くことを分かって欲しいですね。特に急性症に。

消化管の出血には黄連解毒湯

石川：それと、黄連解毒湯についてなのですが、内視鏡をやって生検した後の出血に黄連解毒湯を飲ませると、出血が少ないですね。出血ということになりますと、非定型性抗酸菌症の人がいて、気管支拡張症があるんですね。そういう人で血が混じる時に、頓用でちょっと飲ませると、出血しなくなります。

足立先生は消化器に黄連解毒湯を使うことがありますか？

足立：最近はほとんど漢方診療が中心なので、昔ほど消化器内科ばかりというわけではないのですけれども、以前内視鏡ばかりやっていた時期がありました。そういう時に、胃潰瘍がなかなか治らない方がいて、その頃は、プロトンポンプ・インヒビターという強力な胃潰瘍の治療薬がなく、Ｈ２ブロッカーという薬が胃潰瘍に一番よく効くということになっていたのですが、それを使用しても潰瘍がよくなりませんでした。大便の色は、真っ黒というほどではないので、どうしようかなと考えていました。

その人が言うには、いらいらしてなかなか眠れないということでした。看護婦さんの日誌などを見てみますと、その人は寝る間際に隣の人と喧嘩してしまうことが多々ありました。病気のせいで、喧嘩っ早くなっていたのですね。実際に、当直の時に様子を見てみましたら、顔を赤くして喧嘩していたのです。ですから、これは黄連解毒湯だと思ったので、服用させましたら、すっとよくなったことがありました。

Ｈ２ブロッカーも、普通の急性の胃潰瘍だったら、二週間もすればだいぶよくなってくることが多いのですが、この患者さんには全然効かず、患者さんはますますいらいらするということになっていました。そうした時に、黄連解毒湯が効いたので、救われた感じがありましたね。黄連解毒湯は本当にそういう場合には助けになる薬ですね。

石川：苦みがいいと言う人がいますね。

足立：苦くて一度には飲みきれないですけれどね。でも、黄連解毒湯が効く人は飲みますね。

山田（光）：消化管で出血した時は、黄連解毒湯が第一選択ですね。ひどく出血した時には赤ら顔ではなくなります。貧血状態で、顔が青白くなります。こういう時も黄連解毒湯で治ります。そういう経験は以前ありました。

石川：黄連解毒湯のカプセルなどがありますが、夜いらいらする人には、それを飲ませると、睡眠薬みたいに落ち着いて眠れるということがありますね。

山田(光)：私の学生時代、テストの後、数日間興奮が残っていてなかなか眠れないことがありました。そういう時は、大塚敬節先生のところへ行きまして、「テストが終わりましたが興奮して眠れません」と言うと、薬を作ってもらいました。それが黄連解毒湯でした。

下痢に効く葛根湯

石川：それでは、もう少し下の部位の疾患ということで、慢性腸炎などについてのご解説をいただけますか。
足立：慢性胃炎や胃アトニーのような方はよく診るのですけれど、漢方を中心に診療していますと、その他に慢性の下痢や、下腹のおそらく消化管の訴えみたいなもので来られる方もいます。特に潰瘍性大腸炎だとか、クローン病といった疾患の場合は、今西洋医学的な治療で有効な薬はあるのですが、ステロイド剤・サラゾピリンなどを使ってもなかなか治らないという方や、慢性で反復する方などがおられます。
そういう時には、前号でお話の出た、六君子湯、四君子湯、人参湯などとは、多少ニュアンスが違う処方を使うこともあります。
桂枝加芍薬湯という処方があるのですが、これは『傷寒論』の中の太陰病（おなかの症状が主になるもの）で、おなかが張って、食べた物がなかなか下っていかなくて、時々お腹が痛み、下痢をするという病気の時には、桂枝加芍薬湯を使いなさいという指示が出ています。

桂枝加芍薬湯は風邪の時の下痢だけではなく、よく慢性の下痢を治すのにも使います。

桂枝加芍薬湯は、桂枝湯に芍薬を加えたものですから、おなかの感じは桂枝湯に似て、多少痩せ気味で、おなか・腹壁がつっぱった感じがあるけれども、腹力はそんなに強くないという方に使います。

こういうのを腹皮拘急といいます。

もう一つは、非常に冷えていて、そのせいで、下痢をしたり、下腹が痛んだりということを訴える患者さんがいます。そういう場合には、真武湯という薬が中心になると思います。これもやはり『傷寒論』に出てきまして、陰病という、寒さとか冷えを中心とする病気に使うことになっています。特に下半身が冷えて、水毒兆候といいまして、めまいとか、むくみとか、ふらつきとかを伴なっていることが多いですね。そういう人で、慢性の下痢がある場合には真武湯を使うことが多いのです。

それ以外に、漢方では胃中不和というものがあります。これは、消化管の機能的なアンバランス・失調のことです。そういう状態で、お腹がごろごろなったり、下痢したりという時に半夏瀉心湯を中心に使っていきます。体力的には中等ぐらいの方に使います。陰証ではなく、陽証の薬です。また、この場合には心下痞あるいは心下痞硬がみられます。

それを中心にしまして、その他に、六君子湯と同じようなタイプで、多少脾胃の虚がありまして、しかも慢性の下痢をし、桂枝加芍薬湯や真武湯ではないし、半夏瀉心湯などは強過ぎて飲めそうもないという方には、啓脾湯を使います。参苓白朮散というのも啓脾湯と似たところがありますが、エキス剤にないので、あまり使ったことがないですね。

急性の腸炎で、風邪を伴ったりする時には、五苓散を使います。下痢だけではなく、水逆といわれる状態があります。すごくのどがかわいて、水を飲みたくなるのですが、飲んだら途端に、飲んだ量以上の水を吐いてしまう、そしてさらに口渇がひどくなる、そういう状態が多いのです。こういう時の下痢には五苓散を使うことが多いですね。

もうひとつは、葛根湯が思いがけなく効くこともあります。急性の感冒様症状を伴って下痢をする時は、大陽陽明合病であると『傷寒論』では言われています。このときの下痢には、葛根湯を使うことになっていまして、非常に効きます。時々慢性の場合にも効くことがあります。

それから、人参湯に桂枝を加えた桂枝人参湯というものがあります。人参湯は、胃腸が冷えた、いわゆる裏寒の状態の時の薬ですけれども、それだけではなくて、表証といいまして、風邪の初期の症状が伴ったような下痢時に、桂枝人参湯を使うことになっています。これはやはり感冒症状を伴いながらも、人参湯のような裏寒の状態があり、水をあまり飲みたがらない人ですね。

後は、大柴胡湯があります。これは脾胃の虚ではないのですけれども、非常に体力が充実した人の急性期の下痢で、しぶりも強く、便が非常に臭うような時に、大柴胡湯を使わないとだめな時があります。私の弟も、風邪を引いて、下痢をする時があるのですが、この時には大柴胡湯でないと効きません。

野菜や果物の〈冷え〉に注意

石川：一番おなかが下りやすいというのは冷えだと思うのですけれども、これについて山田光胤先生、お願いいたします。

山田(光)：おなかが冷えたための下痢というのがあるのですが、そういう思想は一般医学にはありませんね。そういう時は、おなかを温めれば、病気が治るわけです。そのおなかが冷えたための下痢が急性の場合は、今お話があったもので効くのですが、体が弱い人が人為的におなかを冷やした場合、例えば冷たい水の中に入ったり、食べ物で冷えたという場合に、一番ひどくなった時は、真武湯ですね。

それほど虚弱な人でなくて、おなかが冷えて下痢をしているのだなと分かる時は、人参湯ですね。熱発が伴う時、表証を伴う場合は桂枝人参湯がいいのですが、熱を伴わない場合は、人参湯ですね。

食べ物で冷えるというのは、生野菜・果物などを食べた時ですね。野菜は体にいいということになっておりますし、果物はビタミンCがあるから体にいいということになっているのですが、こういうものを食べていいのは、病気じゃない人、胃が弱くない人、普通の人です。だから、病気で寝ている病人に対して、お見舞いに果物を持っていくというのは、間違いではないかと思います。

石川：慢性の病気で消耗している人のところに、果物をもっていったら、余計消耗してしまいますね。

山田(光)：冷え症の人、脾胃の弱い人は、やはり野菜は大事ですから食べなくてはいけませんが、生で食べずに火を通して食べればいいのですね。菜っ葉でも、大根でも、人参でも、煮た野菜を食べればいいのです。温かいうちに食べれば、なおいいですね。レタスなんかはレストランなどで生で出てきますが、茹でて食べるといいですね。そうすると、たくさん食べられます。

果物はすべて冷えますね。冷えるか冷えないかは手でさわってみれば分かります。手でさわって冷たいものはおなかに入ったらおなかが冷えます。果物で一番冷えるのは柿ですね。ミカンなどの柑橘類、メロンやスイカなども冷えます。こういうものも茹でればいいのですが、そういう人はいませんね（笑）。

石川：昔はミカンを焼いて食べましたね。

山田（光）：そうですね。ミカンを食べたい人はミカンを皮ごと焼いて、黒くなるほど焼いて食べるといいですね。これは風邪の薬になります。

比較的冷えないのは、寒いところでとれるもので、例えばリンゴですね。リンゴも煮て食べればなおいいですね。意外なことに、バナナは冷えます。バナナは暑い地方で育った果物ですから、逆に冷やす性質があるのです。もちろんカロリーも多いし、ビタミンも多いのですが、こういうものを食べていいのはスポーツマンや普通の人です。脾胃の弱い人は食べてはいけませんね。そういう区別をした教えが世の中にないので、患者さんが注意せずに食べて失敗するんですね。

下痢の場合に使う薬

石川：先ほど、大柴胡湯証の下痢のお話がありましたけど、大柴胡湯の場合は便が臭いますが、真武湯の場合は臭いがしませんね。やっぱりそれだけ虚実で違いがあるのかなと思います。私の息子が風邪をひいて、適当に薬を飲ませていたら、おむつから便の臭いがしなくて、これはまずいと思い、熱があったので真武湯を飲ませたら治りました。真武湯も高血圧症などいろいろな病気に使える幅の広い薬ですね。

山田（光）：亡くなった岡野正憲先生は小児科の患者さんが多かったのですね。来る患者さんに虚弱児童が多く、熱発してくると真武湯をよく使ったと言っていました。葛根湯などは使わず、ほとんど真武湯を使ったそうです。たまに桂麻各半湯を使ったとも言っていました。下痢をしてもしなくても、熱発があれば真武湯を使っていました。


山田（享）：下痢の場合、どういう薬を使おうかというのは、おなかが痛むかどうかで違ってくるのではないでしょうか？

石川：桂枝加芍薬湯と桂枝加芍薬大黄湯がありますが、桂枝加芍薬湯の方は臨床的に見て、大腸の部分的な炎症で下痢をしている時に使うように思えますね。それとは違って、上行結腸、横行結腸、下行結腸まで痛みが全周囲にある時には、桂枝加芍薬大黄湯の方が効きます。下痢が止まって、正常便になりますが、その後、大黄の瀉下作用が働いて、そのまま続けると下ってしまいます。その時にやめさせますね。一日やそこらですぱっと効きますから、この薬はいいと思います。

山田（光）：『傷寒論』に「大実痛の者は桂枝加大黄湯之を主る」（二八二条）とあります。大実痛というのは、中に邪がたまったという意味があるのですが、そういう時は、大黄が消炎作用を起こすのですね。消炎作用を起こす必要がなくなると、瀉下作用が働くようになるから、下痢をさせるのです。その時には、大黄は不必要になります。

石川：桂枝加芍薬大黄湯は非常に使いやすい薬ですね。漢方はおなかを診ますから、さわってみると、どこにガスがたまっているか、痛みの場所が分かります。そういう意味では、腹診をしながらこういう薬を使うと、十分効果があります。

参苓白朮散は、治療で二回だけ使ったことがあります。一例は、アトピーで、その後喘息になり、虚弱体質で、おなかが下痢をしているという子供がいました。桂枝加芍薬湯を飲ませても効かず、アトピーがあるので、桂枝加芍薬湯加黄耆など、いろいろ試してみたのですが、効きませんでした。そこで参苓白朮散を試してみましたら、ぴたっと止まって、顔色が青白かったのが、段々元気になっていきました。

もうひとつは、女性で、体つきが子供っぽく、卵巣嚢腫などで、卵巣・子宮の手術を何回か受けている人がいました。そういう人のおなかはそれほど発達がよくなく、それまで何を飲ませても効かなかったのですが、参苓白朮散にしたらぴたっと止まったということがありました。

山田(光)：参苓白朮散と啓脾湯は内容がよく似ているのだけれども、共通する人もいるし、どちらかを選ばないといけないという人もいる、不思議なものですね。

石川：啓脾湯はエキス剤があるから使いやすいですね。

山田(光)：啓脾湯はどちらかというと神経質な人に使いますね。

潰瘍性大腸炎の治験例

石川：今多くなっているのは潰瘍性大腸炎だと思うのですが、何か治験例はありますでしょうか?

足立：潰瘍性大腸炎はよく診ていますね。私の場合は、真武湯でいっている人が多いです。その他使っている処方を言いますと、桂枝加芍薬湯、啓脾湯、十全大補湯、ここらへんが多いですね。どうしても体力的に低下している人が多いので、慢性化して、半夏瀉心湯を飲ませるほど強くないのです。だから、どうしても虚証の薬を処方することになります。

そういう時私は、断痢湯を使うことがあります。これは、浅田宗伯の『勿誤薬室方函口訣』にありまして、慢性の下痢でどうしても治らない時に使うようにと書いてあります。これは半夏瀉心湯から黄芩を抜いて、茯苓と附子を加えたような処方なのです。エキス剤で同じようなものを作るつもりで、真武湯を主にして、半夏瀉心湯を少しまぜてみて、断痢湯に似た処方にすることがあります。そうすると、下痢が止まってよくなることがあります。断痢湯という薬は使えるんじゃないかと、最近思っています。

その他に、潰瘍性大腸炎かどうかは分からないのですが、ひと月に一回、急に下痢になり、吐き気があり、だるさと、食後の湿疹が出て、二、三日寝込んでしまう患者さんがいました。四、五年通っていたのですが、最初は、六君子湯を飲ませたりしていました。今年は六君子湯を飲ませて、次の年は補中益気湯を飲ませて、またある年は香蘇散、というふうに、その年によって変えていました。そして最後に断痢湯を試したところ、一番効き目がありました。その後、半年ほど来なくなったと思ったら、久しぶりにやってきて、いい処方を見つけた、とその患者さんが言うのです。たまたま風邪をひいた時に飲んだら効いたというので、何かと聞いたら葛根湯だったのです(笑)。それで、お腹をみたら、葛根湯のお腹になっているんです。長い間漢方処方を飲んでいたせいか、体質体格が大分治ってきていまして、腹壁の緊張もよくなって、臍痛点も出てきました。以前はあった心下痞硬も消えていました。今も葛根湯を飲ませています。

でも、やはり潰瘍性大腸炎の人は体力的に低下している人が多いですね。

山田(光)：真武湯が必要だというような人は完治するのが難しいのです。それに虚ですから、治癒能力が低下していますね。

山田(享)：最近十全大補湯での著効例がありました。脾胃の虚が非常に強い人で、最初十全大補湯には耐えられないだろうと思い、四逆湯でやっていました。一時はよかったのですが、また悪くなってしまったので、仕方ないので十全大補湯に阿膠、艾葉を加味したら、ぴたっとよく効いて、病気になる前の状態に戻ったということがあります。その人のお兄さんがアトピーだったのですが、その人も十全大補湯でした。少し加味が違うぐらいで。

石川：家族みんなが同じ処方ということはありますね。

大腸の内視鏡をやらないと難病の認定がもらえないという患者さんに対して、1年ぐらい胃風湯を使ってみたら、1年前よりずいぶんよくなったということがありました。写真を見て比べてみると大分違いましたね。今では症状が減ってよくなりました。大体、こういう疾患のある人というのは文句を言いがちですね。最初はどこが張るだとか、どういう痛みがあるだとか言って、少しもよくなったとは言いませんでした。ですが、一年ぐらいたって文句も少なくなり、いらいらすることもなくなりました。

また、別の患者さんで、腹皮拘急がみられ、浸水音のある方で、虚証なので、中建中湯を出したのですが、これが非常によく効いて、エキス剤だけでコントロールすることが出来るようになりました。今は広島の先生にお願いしているという方がおられます。

本末転倒の「難病指定」

足立：今の話で思い出したのですが、ある患者さんで慢性の心不全を起こしていて、木防已湯で非常によくなっている方がいました。その方の奥さんが三年ほど病気で悩んでいるというので診てみたのです。その方は、夜になると下腹部がぐるぐる鳴って腸が動き、痛くてたまらない、眠れないと言っていました。国立病院で三年間何回も検査をして、注腸を二、三回やり、大腸のファイバースコープもやったけれども、何も異常がなくて、心療内科ではないかと言われ、そっちに行かされたということでしたが、それでも、治らなかったというのです。おなかを診てみますと、痛みがあるところが少し冷たくてやわらかく、全体的に虚証なのですが、そこにガスがたまっていて、たたくと、ぽ！　ぽ！　という音がするのですね。ですので、これは大建中湯に違いないと思い服用させました。しかし、大建中湯はエキス剤だと量が多いのですよね。一〇何gもありますから。それだと、飲むのが大変だと思って、半分ぐらいにし、飲ませました。そうしましたら、三年間悩んでいたものが二日もすると治ってしまいました。その後は、他の病院に行くのが嫌なので通っていないということでした。

石川：おなかにたまるガスというのは、お昼過ぎて三時から五時頃にカエルのようなおなかになってしまいます。夜寝ると朝には治ります。あれは呑気によるものだと思います。冷えると代謝を落として動きを悪くするために、ガスが通って動く時に痛くなってしまうのですね。

足立：話は変わりますが、真武湯を使っている潰瘍性大腸炎の方ですと、難病の指定を受けるために注腸造影や大腸ファイバーをやらないといけないということがあります。しかし、それを受けるとバリウムは冷たいし、検査は冷たい場所でやられるし、前処置で下剤をかけるので、いっぺんに冷えてしまいますね。あれはもう少し考えてほしいですね。漢方の考え方では当たり前のことですから、西洋医学だけやっている人も難病の指定をしている役人の方も、知っていてほしいですね。患者さんが本当に迷惑してしまいますから。

石川：難病指定の申請のためにしなくてはいけないのですが、ひどく嫌がる人がいますね。普通の冷えで、影響のない人はいいのですけれども、おなかや脾胃が弱い人に冷えを与えると、一気に体調を崩すので、考えてあげなければいけませんね。

足立：難病指定を受けるための検査をするのに、それまでよくなっていたものが、検査をしたらまた悪くなってしまいます。難病指定を受けるための検査をしたために難病が治らないということになっています。そういうことを考えてほしいですね。

山田(光)：私の場合、潰瘍性大腸炎で来た患者さんがいたのですが、患者さんにそう言われたから、そのつもりで治してよくなったのですが、それが本当に潰瘍性大腸炎なのかどうかと聞かれたら、私は検査をしていないから本当だと答えられないのですね。

ある中年の女性で、潰瘍性大腸炎のため直腸膣漏（膣から大便が出る病気）になった人がいまして、それは黄耆建中湯で治りました。

今の医療というのは本当におかしいことが多いですね。

多発性骨髄腫で来ていた男性がいたので、十全大補湯を飲ませたり、補中益気湯を飲ませたりしていました。調子を聞いてみても、けろっとして普通の日常生活をしているのですが、採血して検査をしてみるとひどいのですね。おどろいてしまうぐらい。漢方薬のすごさでもあり、恐さでもありですね。四、五年通っていて、私がいない時に別の医師にかかったのですが、その医師が検査の結果を見て、これは大変だからどうにかしないといけない、と私に言ってきました。あまり言うものだから、その患者を近くの大きな病院にかからせました。本人は嫌がっていましたが。そうしましたら、早速ステロイド剤などを使われまして、間もなくこちらに来られなくなって入院してしまいました。恐らく亡くなってしまったろうと思っています。

石川：潰瘍性大腸炎で、右の下腹部が張って、たたくとガスがたまっており、痛がります。恐らく憩室炎だろうと思い、大黄牡丹皮湯を使って治しました。後で内視鏡を見て、やはり憩室炎だと分かりました。

山田（光）：症例は少ないでしょうけれども、覚えておくと役に立ちますね。

（『月刊漢方療法』二〇〇三年一〜三月号掲載）

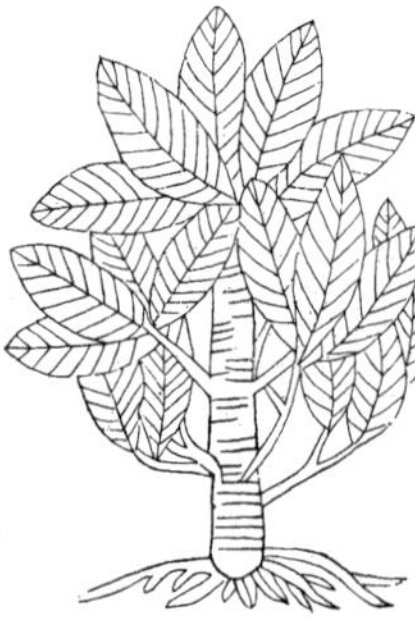

【対 談】

山田光胤先生からの伝承を臨床に活かすために

出席者：石川 友章×織部 和宏

漢方には文字だけでは伝わらない口訣がある

織部：山田光胤先生が、『月刊 漢方療法』に創刊二号以来連載されている「筍庵ひとりごと」で、二〇一四年一月号から三月号にかけて、〝筍庵の診察〟という記事を掲載されます。光胤先生はこれまでいろいろなご著書で漢方について述べられていますが、系統立てて処方のコツを書かれたのは私の知る限りではこれが初めてではないでしょうか。

石川：そうですね、私などは先生に付いていていろいろな話をしょっちゅうお聞きしているので、それが耳に残っていて、当たり前のことのように感じますが、書き記されたというのはなかなか少ないのかもしれません。

織部：腹診の具体的なポイントとかコツについてなどは、『腹証奇覧』などを読んでも、なかなか本当のポイントを書いていないことが多いのです。一子相伝というのがあって、どうしても紙に記すという場合はそういうことにならざるを得ないのかなと。その点、今回の光胤先生の〝筍庵の診察〟を読みますと、そういった四診（望・聞・問・切）が非常に分かり易く書かれていると思います。

石川：結局、技術というものは文字に書いてもよく理解できない、書かれていない行間にこそ重要なものがあるということになってくるのでしょうか。やはり先生の傍で見せていただくこと、そこで具体的に、この患者さんには先生はこういう対応をして処方を決めている。その決まった処方を、また患者さんが来られた時に一緒に見せていただくと、こういうところが肝だったのだなとわかる。時間の経過を見ながら教わるということには素晴らしく重要な部分があるような気がします。いまは病名だけで薬を決めて、その薬が何だったかということにとても興味を持つ先生が多いのですが、先生がおっしゃる一つ一つの診察以外の言葉が、実は非常に重要なポイントになるだろうと思います。そういうことは我々が聴いていて役に立つことであって、それが一つの形として口訣になっていく部分が随分多いのではないかと思います。明確にこれが口訣だといえるような形では先生はおっしゃらないですが、実際にはそういうひと言ひと言が、「あっ、ここを見るのだな」というような、我々への教えだという気がしていますが、織部先生はどうですか。

山田光胤先生からの伝承

織部：石川先生もそうですが、私も平成三年の十二月から月二回、直接光胤先生の外来に付かせていただいて、やはり漢方の本当のところは、こういう一流の教師に付いて具体的な診察とか腹診の仕方とかを見させていただき、それから治療ではこういう風に方剤を出すのだというところを見ないと、やっぱり本だけではわからないところがあります。今回は、石川先生と私とで、光胤先生に陪席していろいろ学んだことの中で、特に教科書に書いていないような口訣的なところを中心にお話していきたいと思います。

私は、昨年六月に鹿児島で開催されました日本東洋医学会学術総会のランチョンセミナーで、山田光胤先生の「口訣」と「腹診」について喋らせていただいたのですが、何人かの先生のご意見をうかがってみますと、腹診というのは今まで陽性所見として圧痛があるとか、抵抗があるという見方をしていたそうですが、光胤先生のポイントというのは手を当ててることは同時に手当であって、手を当てることでこの患者さんに安心感を与えてそれが病気を治すことなのだということがポイントだということが初めて理解出来たとの意見がありました。そういう陽性所見だけではなくて、そのあたりが私は腹診の神髄かなという風に考えて喋らせていただいたのですが、それでは少し具体的な話に入らせていただきます。

呼吸器疾患に関する口訣

織部：呼吸器疾患で、いわゆる長引く咳というのがございます。例えば先生は、竹茹温胆湯とか、あるいは滋陰至宝湯など、先生ご自身はどのような時にお使いになりますか。

石川：呼吸器で今一つ思い出したので、少しずれるかも知れませんが、あるとき患者さんが来て、咳をしていたのです。この咳は乾いた咳だと思い、非常に長引いている咳だなと、この人は麦門冬湯の適応だねとかそういうことをおっしゃる。要するに音だけ聞いて、脈などを診なくても、この人は、いわゆる少陽病期に入っている。それでこの咳だから、実は麦門冬湯と小柴胡湯を合方するのだということを教えていただいた。次においでになった時にきれいに治っていたという経験があります。滋陰至宝湯とか滋陰降火湯いうのは、光胤先生は非常に少ないです。患者さんで、痩せた感じの人で咳が強くてというのは、滋陰降火湯を出されていたと思います。また先生から習った、夜間で長引いた咳の場合は滋陰至宝湯の方を使っていたケースの方が多いと思います。

織部：私は、漢方の勉強を始めた当初は、ツムラの九二番（滋陰至宝湯エキス）にありますが、本当の使うポイントいうのはよくわからなかったのです、たまたま金匱会診療所で光胤先生に陪席していたときに、加味逍遥散タイプの人で、現実に加味逍遥散をお出しになっていたわけですが、風邪が一カ月くらい続いて咳が止まらない。こういう時に何を使われるのかなと思っていると、腹診をされて、脈を診て、そして出されたのが滋陰至宝湯だったのです、私は、「えっ、滋陰至宝湯ですか」と聞いたら、光胤先生の口訣が、キャラも腹診も「加味逍遥散タイプの人がいつまでも咳とか痰が長引いたときに使うのだよ」とおっしゃる。それを聞いて、「ああ、これか」と思いました。滋陰降火湯はいわゆる麦門冬湯証のちょっと長引いたようなタイプの人で、特に空咳ですよ、肌も乾燥しているようなタイプが発作的に咳こんで、特に夜寝てからひどいというのを聞いて、初めて麦門冬湯と滋陰降火湯をどう使い分けるのかなと思ったのですが、それで初めて、「ああ、そういうことか」と、いうことがわかりました。
石川：麦門冬湯と滋陰降火湯はそうです。光胤先生のところの患者さんは結構加味逍遥散タイプが多いので、「ああ、こういう使い方をするのか」というのは、織部先生のおっしゃるとおり、私も感じたことがあります。
織部：あと香蘇散とか参蘇飲です。光胤先生のところに来られる患者さんというのは、ゴリゴリの実証タイプというのは少なくて、虚実錯雑証とか非常に胃腸の弱い虚証の人が多い。
石川：そうです。
織部：だからなかなか、麻黄剤、葛根湯、それから大青竜湯などを使われるというよりは、私が見せていただいたのは、体力、特に胃腸が非常に弱っている人で「風邪の引き初めには香蘇散だ」と。桂枝湯でも胃に来るときは香蘇散。それから参蘇飲もよくわからなかったのですが、これは太陽と少陽にまたがるような人で、胃腸の弱い人で、「香蘇散の時期を過ぎて長引いたときに使うのだよ」と、ちょっと強ければ胸脇苦満があれば、「参蘇飲の前胡を柴胡に変えて使うのだよ」というのが非常に印象的でしたが、石川先生はそのあたりどのように思われますか。
石川：光胤先生の診ている患者さんというのは、やはり上腹角が狭く、それに比して骨盤が大きく、お腹を触るとやわらかくて、常にちょっとしたことでお腹にきてしまう人が多いので風邪の時には葛根湯という人がほとんどいなくて、やっぱり香蘇散です。それが長引いてきて、普通の人でしたら小柴胡湯の時期だと思われる症状の時に参蘇飲を用いることが多く、ずいぶん見せていただいた。見ないと、言葉だけだと葛根湯も香蘇散も大して変わらないのではないかという論理になってしまい、その違いが判らないだろうと思うのですよ。

気鬱などに香蘇散

織部：そのあたり実際に陪席させていただいて、どういうときに使うのかなと、香蘇散とか参蘇飲の使い方がだいぶわかってきました。それと石川先生は、気鬱の患者さんにも香蘇散を時々使われますか。

石川：非常に気鬱の場合に効くと、花輪先生がお使いになっていますが、やはり完全に鬱というのは難しいのですが、軽い形での気鬱などでは香蘇散で結構よくなっています。香蘇散というのは非常に使いやすい処方です。紫蘇葉より紫蘇子の方が強いということを先生から教わって、紫蘇葉ではなくて、紫蘇子を用いることも多いです。

織部：紫蘇の実のほうです、それは和田東郭も蘇子降気湯という喘息などに使う方剤があり蘇葉より蘇子のほうがいいのかなあと言われていますけれども。

石川：それをちょっと調整して使う。

織部：光胤先生は、そういう気鬱に対して半夏厚朴湯がやや実証と香蘇散はやや虚証といわれていますが、先生もそうでしょうか。

石川：そうです、半夏厚朴湯は強い感じです。香蘇散は魚毒に効くから、「魚の蕁麻疹などにも効くのだよ」とかお聞きしております。

織部：そういうお話をされていました。また薬煩とか、ほかの漢方薬も副作用、その他でなかなか使いにくいという時に、香蘇散から入ったらいいのだよと。それから光胤先生はおっしゃってはいらっしゃらなかったのですが、うちは別府が近くて温泉療養に来る人が多いのですが、湯あたりでのぼせたような人にも結構香蘇散を使うといいみたいです。
石川：昔、食物アレルギーの患者さんがいて、その人はアトピー性皮膚炎で来たのです。お米もダメ、小麦もダメ、サツマイモもダメ、ソバだとか当然だめで、粟もダメで、食べられるのはヒエしかなかった。三つ葉や背の青い魚だとか全部だめなのですよ。ある時に風邪を引いたので、ほかの薬は使いづらそうだったので香蘇散なら大丈夫だと思って出したら、アレルギーが出てしまった。だから本当に弱いと香蘇散もダメなケースがあるのだなと思いました。
織部：そんな時はどうしたらいいのでしょうか。
石川：今は昔と違って相当胃腸虚弱というか食物アレルギーの問題というのは大きいのだろうと思います。
織部：香蘇散もダメというのは困りますね。
石川：困ります。

循環器に関する口訣

織部：循環器に移りますが、よく患者さんで、西洋医学的には心電図とか、二四時間心電図とかエコー等々であまり異常がないのに、不安から来るのでしょうか、動悸を訴えたりする方がいると思います。光胤先生はそう時によく使われるのが茯苓杏仁甘草湯とか茯苓甘草湯ですが、先生の方はどういう使い方をされていますか、
石川：以前、光胤先生に茯苓杏仁甘草湯を教

わって、やはり胃腸の弱い四君子湯証の患者さんが、お腹が柔らかい、いわゆる心臓喘息様の症状を訴えていました。だからといって喘息に用いる麻黄剤（麻杏甘石湯等）とかは使えないので、四君子湯か杏仁にして、茯苓、杏仁、甘草湯の方意を入れて煎じて飲ましたら、これが非常にうまく当たって楽になったというケースがあります。要するに四君子湯プラス杏仁というのでずいぶん役に立ちました。それからやはり茯苓杏仁甘草湯という処方は使い勝手のいい処方だなと思い、頻用しています。山田光胤先生は亜急性期に増損木防已湯を使われるのですが、山田光胤先生が編集されている『実用漢方処方箋』の中には先生が木防已湯を茯苓杏仁甘草湯を使って長引いたのです。急性から慢性に移っていると、それを使うのだという話を書かれていたのですが、山田先生は亜急性期に増損木防已湯がお好きなのでそちらをお使いになる。でも飲んでいただくと、どちらが美味しいかというと、茯苓杏仁甘草湯を合方したほうが、飲みやすいような話を聞いているので、そちらにしていますが…。

織部：本間棗軒でしたか、『内科秘録』に出てきていると思いますが、それと私が記憶にあるのが、そういった非常に虚証タイプの動悸とか胸痛の狭心症とまぎらわしいような胸痛に使われていました。茯苓甘草湯との違いは、胸痛のような胸を痛がるような症状があれば茯苓杏仁甘草湯、なければ茯苓甘草湯という風におっしゃっていました。場合によっては、竜骨、牡蛎を入れるといいのかなという話をされていたと思います。

石川：よくお腹を押さえられて、ここに動悸がある、これはいわゆる茯苓だとか、茯苓ではなくて竜骨だとか、牡蛎を使うとちょっと合わないとかいうようなことをおっしゃっています。
織部：特に茯苓は当然、お腹、動悸にといいますが、ただ竜骨、牡蛎はあまり胃腸が弱すぎる人にはちょっと無理なのかなという感じがします。次に糖尿病に入りますが、糖尿病に関して、口渇が強いとか、暑がりとか口が渇くとかいうときには、石川先生は迷わず、白虎加人参湯とか使われていますか？
石川：我々はいま漢方をやっていて、そんなに口渇だとか便秘だとか訴えるよりも、ある程度コントロールされちゃっているケースが多いのではないですか。一人だけたまたまある医院で見ていたら、口渇と便秘が著しくて、血糖値もすごく高くて、空腹時血糖もHbA1cもとても高値でこれはちゃんと食事療法もしないといけないし、糖負荷試験して正確な状態を調べなければいけないので教育入院を勧めました。もう一つアルバイトで行っていた病院に入院して頂きました。治療法はせっかくだからと思って、白虎加人参湯を飲ましました。すると口渇もとれて便秘も治って、血糖値もある程度安定してきて、最終的には糖尿病の薬を使いながらコントロールをやりましたが、このくらい短時間でも効くのだなという印象がありました。いま糖尿病に白虎加人参湯だけを治療ということは絶対できないので、あくまでもサポートとしての漢方薬の使い方になってしまうのだろうと思うのです。そういうことからいえば八味丸だとか牛車腎気丸など多くの先生方が使っておられるから、使い方次第では、うまく証が合うと相当効果が出ると思います。
織部：先生は、白虎加人参湯はエキスでお使いですか、
石川：エキスでした。
織部：エキスでも十分効果がありましたか。
石川：効果がありました。
織部：いま八味丸がでてきましたが、よく光胤先生は糖尿病の時には八味丸にタラ根皮とか麦門とか蘭草、フジバカマです、よく併用されてお使いになるのですが、そのあたり先生はかがですか。
石川：口訣を使って、タラ根皮だとか蘭草を使っていたこともあります。ただ煎じでやっても、血糖を下げると云われている蘭草が高騰し、手に入らなくなって断念したことがあります。

目の病気に関する口訣

織部：糖尿病性の網膜症などもそうですが、よく目の病気に光胤先生が明朗飲をお使いになります。明朗飲は苓桂朮甘湯に車前子、黄連、細辛ですが、先生は明朗飲に関しましてはどのような口訣を受けられていますか。
石川：兎の眼のよう真っ赤になったのは使える、だから「流行性角結膜炎の時に効くのだ」と言われたのですが。ウイルス性の疾患だから、あれ、と思ったのだけど、たまたまうちの事務にいた女の子のご主人がコンピュータ関係の仕事をしていて、目を酷使した。本当に兎の眼のように目が真っ赤っかになってきたのです。これは明朗飲にぴったりだと思って、明朗飲を煎じて飲ませました。そして一週間したら本当にきれいになりました。こんなに効くものかなあと思いました。緑内障の

場合視野狭窄が出ます。目は赤くはないのですが、明朗飲で視野が拡まったとかというケースもあります。正直言って、眼科は全く専門外で難しいのですが、やはりそういうのにうまく当たると出してみたくなるものです。結構緑内障だとか、加齢変性症、黄斑変性症などは患者さんに来ていただいて、滋腎明目湯を出していると、目の痛みがなくなって、全体としては視野も眼圧も全然変わらない。眼科の先生がおかしいおかしいと、かえって良くなったといいます。変性症の場合にはよくなるということがないにもかかわらずです。まめな患者さんで毎月、毎月視力を付けている人がいるのですが、たまたま知っている眼科の先生のところに通っているのですが、漢方を飲んでいると言っていない。ずっと症状もよくて、かえって視力がよくなりましたと。すると先生が、おかしい、おかしいと不思議がっている。実際は眼科の先生も、いろいろな機械を使って検査や治療をやっていますから、そういう先生とタイアップして漢方で眼科の治療をやっていくと、確実にこの処方は効くのだなというデーターが出ると思うのですけど。それができないのが残念です。

織部：私もお年寄りの複眼視、ダブルビジョンです、これに明朗飲に少し菊花とクコの実を加えてよく効いたことがあります。光胤先生に陪席させていただいたときに、眼底出血があり、少し血圧も高くて軽い糖尿病もある方でしたが、温清飲に明朗飲を合方して良くなったというのを見せてもらったことがあります。

石川：昔、息子が仮性近視になった時に苓桂朮甘湯を二週間くらい飲ませたら仮性近視が治って、眼鏡を作ったのに必要がなくなったということがありました。苓桂朮甘湯にプラスですから、ああ、こういう風に使えるのかなと思って、時たま仮性近視の症状の人を見ると飲ませて効果を見ているのですけれど、相当効果があるような気がします。

苓桂朮甘湯は『傷寒論』や『金匱要略』の条文以外にも、もう少し多面的に応用できるのではというお話です。

精神的な疾患に関する口訣

織部：光胤先生は東京医大を出た後に東京医科歯科大学の島崎敏樹先生の精神医学教室で勉強をされたそうですが、私が陪席している金匱会診療所でも精神的な疾患のある患者が、特に女性を中心に非常に多いのです。光胤先生はこのような領域に対してどういう風なご指導をされておられたのか、石川先生の個人的なご経験でも結構ですけれども。

石川：漢方を独学で勉強していた時に限界にぶち当り、そのあと光胤先生に陪席させて頂き、ＩＣＯＭの学会発表があり光胤先生が癲癇の患者さんの症例を出すので、君の症例はないかといわれて、柴胡加竜骨牡蠣湯だとか、エキスですけれど桂枝加竜骨牡蠣湯だとか、それに小柴胡湯と桂枝加竜骨牡蠣湯で柴胡桂枝加竜骨牡蠣湯の様な合方を作って、何年か続けたら脳波が完全に正常に戻ったケースがありました。

織部：それは癲癇で、グランマールというか、明らかに発作を起こすようなタイプが漢方でよく治まったということです。

石川：それで光胤先生に症例に加えていただ

き、発表していただいたことがあります。その後ずっと煎じなどを作った時には桂枝湯は柴胡加竜骨牡蠣湯を加えて、ＯＴＣ（処方箋がなくとも薬局で購入できる一般薬）処方と違って、柴胡桂枝湯は小柴胡湯プラス桂枝湯の満量でやる処方が大塚敬節先生、高橋国海先生の処方ですが、それに竜骨牡蠣を加えて服用してもらうと、何人かは癲癇の発作が治まりました。特に交通事故の後で発作が起きた若い三〇代くらいの知り合いがいて、飲ませたところ完全に治りました。私がいま一番怖いと思っているのは、癲癇という病名が付くとずっと薬を飲んでいなければいけない、いつ発作が起きるかわからないし、運転免許も制約がある。下手をするとこれだけ厳しい世の中ですから就職もうまくいかないことです。治ったということがなかなか言えないわけですが、脳波が完全に正常化して発作が起こらない治療法として漢方の治療を取り入れる可能性があるのではと思っています。

織部：脳波が正常化するということは大変素晴らしいことです。相見三郎先生も柴胡桂枝湯の芍薬を増量して、エキスなら小柴胡湯に桂枝加芍薬湯の合方でしょうか。私も、そういった処方に竜骨牡蠣を多めに加味して使うというのがポイントかなと考えています。また癲癇というのは脳の傷で起きるわけですから、それを瘀血ととらえて桂枝茯苓丸料を兼用するのですが、そうするとより一層効果が上がるという印象があります。

精神科疾患ですが、黄連解毒湯などについては、石川先生はどういう風な口訣を受けられていますか。

石川：光胤先生は顔の赤い患者さんに使って

いたのですが、ある時長野から二〇代後半くらいの若い女の子が来て、診察の前に椅子に座って光胤先生の足を蹴ったのです。若干むっとなさった事がありました。

織部：ということは先生、赤ら顔ですね。昔の狂女というやつです。

石川：その時に黄連解毒湯に甘草を加えました。

織部：甘草を入れられたのは。

石川：急迫を取るということと、少し胃に触らないようにするのだということとおしゃっていました。

織部：光胤先生も急性疾患には大柴胡湯とか温清飲、或いは黄連解毒湯はそのまま使われるのですけれど、ちょっと経過の長引くような人には、甘草を大柴胡湯にも温清飲にも黄連解毒湯にも二グラムぐらいずつ入れられています。

石川：この患者は、二倍量の黄連解毒湯を出していました。黄連解毒湯は苦いので二倍量などは私には飲めません。私の症例ですが、興奮タイプで色白だけど顔が赤い男の子が来ているのです。黄連解毒湯を二倍にして飲ませまして、カプセルの黄連解毒湯があるでしょう、何かあったら飲んでくださいと渡すと、やはり二倍ではちょっと足りないのでしょう、それを使うと、飲んだとたんに心がスーッと落ち着くと言います。量の問題というのは書いてある通りには行かないし、二倍使うこともあるのだなと思いましたが、実際の現場ではもっと使わざるを得ないということがあるのでしょう。

織部：私も症状が非常に激しいタイプの分裂病（統合失調症）には常用量の二倍使います。

大承気湯合黄連解毒湯を二倍量使ってそれでも効かないで、三倍にしたら一週間頭から上に上った血がシャーと下りて色白になった。それから二週間後にはもう下痢が止まらないから先生何とかしてくださいと言われました。

石川：大承気湯というのは統合失調症のケースなどでは効きます。

織部：効きますが、ちょっとエキスの量が、精神興奮の強いのはちょっと足らないと思います。先生のおっしゃるように黄連解毒湯も大承気湯も、やはり二倍量とか三倍量を使わないと、急性疾患にはあまり効き目がないと。

石川：ただ保険が利の適応が難しい。煎じだと、量は若干多くてもまあなんとなく通ってしまいますが、エキス剤で二倍をやったら完全に査定されます。

織部：ただ先生、狂を発した状態のときに、煎じ湯を作ってくれるかどうかです。側についている人が作って飲ませてくれたらいいのですが。それから、よく光胤先生が、更年期の女性でいろいろ不安が多い、いわゆる不定愁訴の人に加味逍遥散を使われていますが、加味逍遥散に対してはいかがですか。

石川：光胤先生から習いまして、相当、更年期障害の患者さんには加味逍遥散を使っていました。漢方薬を使うには処方のコツというのがありまして、『漢方処方応用のコツ』には十項目くらい書いてあります。先生もおっしゃっていたのが、「紙書いてきて手を出すと引っ込むのは加味逍遥散だ」と、その通り書かれていて、神経症的で本当にそうです。

織部：『漢方処方応用のコツ』にはそういったことがかなり懇切丁寧に書かれています。

あれを読んだら、なるほどというところが多いのですが、最近なかなか本が手に入りません。
石川：本当にそうです。一つ一つのことを細かく書いていて、口訣も書かれているし、先人のことも書いてくださっている。初心者から専門医に対しても非常に役に立つのではないかと思います。なかなか手に入らないですけれども。
織部：若い先生にお勧めしているのですが、手に入らない。石川先生、女神散と加味逍遥散ですが、一般論として女神散（証）は訴えることがいつも一定だと。加味逍遥散（証）は来るたびに言うことが違う、というのが一般的に言われていますが、先生はそれ以外に何か鑑別点というのがおありですか。
石川：光胤先生にお聞きしたのかどうかわからないのですが、女神散というのは昔戦場に出ていた兵士が興奮しているときに女神散を飲ませると落ち着くのだという。いまも多いのですが、非常に興奮して、抑えてもまだ底の方からふつふつと怒りが上がってくるような不安感があるというような人に抑肝散と女神散の合方をやると加味逍ではやはり足りなくて、女神散だけでも足りなくて、うまく合方すると非常に精神状態が落ち着いて穏かになるというケースがあります。最近、神経症なのか更年期なのかちょっとわからない場合が多いのですが。
織部：それは女性ですか。
石川：女性です。
織部：抑肝散合女神散ということですね。
石川：ちょっとやばいかもしれない（笑）。でも実際には効果が出ているので、精神疾患もだんだん流れが変わってきていています。十年ぐらい前から、やはり鬱状態が強くなってきていて、仕事量が半端でなく多くなる三五歳を過ぎて四〇歳に入るころになると、仕事量が格段に増えるために徐々に鬱状態になってきて、四〇代に入ると症状として鬱が出て、仕事を休みたいとか、そういう人が増えてきています。たまたま東京のうちの周りがそうなのかと思って、鳥取の先生にちょっと聞いたら、鳥取も同じようですよと。日本全国がちょっと鬱状態に入っていると、鬱でないのは織部先生ぐらいだという話を、前にお弟子の方から聞きましたけれど（笑）。そういう意味では相当鬱が増えるのかなと思います。

織部：そうですね、ある先生から聞いたのですが、いま抗うつ剤がかなり乱用されているような印象です。抗うつ剤にしても、ベンゾジアゼピンのいわゆる精神安定剤にしても、習慣性がつきやすい。

石川：強いですからね。

織部：作用機序から考えて脳の構造そのものを変えてしまうのではないだろうかと。それから眠れないという人にそういう薬を使うとだんだん効かなくなってきて、薬の量を増やさざるを得なくなる。その点漢方の場合には証が合えば、眠れるようになってくるし、そのうち使わなくても眠れるようになる。

石川：基本的には不眠というのは心配、恐れなどがあって、その精神状態のために興奮して眠れないわけです。だから、本来人間というのはある時間まで来ると眠るリズムがあって、そのリズムをしっかり取り返してあげれば強制的に眠らせ無くてもいいのだけれど、いまの治療法は強制的にとにかく寝かせようと薬を使う。やはり毒性が強いので習慣性があり、耐性の問題で効かなくなる。しかし、漢方の場合にはリズムとしてこの時間になると当然自然のリズムで眠くなるという形でベースを作ってあげる。そういう意味では非常に自然の形で眠れるようになるわけです。

山田光胤先生の腹証について

石川：光胤先生が「小柴胡湯の腹証は究極これだよ」と、下の方に行くと、右の下のところに瘀血のような抵抗がある。これは小柴胡湯の響きだと、これは瘀血ではないのだということを教わったことがあるのですが、なかなか難しくてね。

織部：そのへんのポイントというのは微妙ですよ。直接自分で触ってみても、当初私は柴胡桂枝乾姜湯の腹証がよくわかりませんでした。本によってはないと書かれていることもあります。ちょうど典型的な症例の方がみえまして、光胤先生が、「微妙に胸脇苦満している、織部君ちょっと触ってみたまえ」とおっしゃるので、ちょっと強く触ったら先生にバチャッとやられまして、ソフトタッチで柔らかくしなさいと。そして初めて、「あっ、これか」と思いました。ああ、微妙な胸脇苦満というのは、こういうことかと。やはりじかに教えてもらわないと、独学ではなかなかわからないと思います。

石川：だから柴胡も一グラムぐらい入っているような柴胡剤の胸脇苦満というのはすごく微妙でしょ。

織部：そうです、だから抑肝散など柴胡二グラムぐらいです、補中益気湯補中だとだいたい柴胡二グラムぐらい。

石川：補中は一グラムですね。
織部：そうすると微妙な胸脇苦満ですね。
石川：加味逍は三グラムぐらい入っています。意外に加味逍遥散と柴胡桂枝乾姜湯というのは古方の場合と後世方の場合で使い方を変えています。柴胡は柴胡桂枝乾姜湯の方が六グラムくらい入っています。
織部：小柴胡湯とか柴胡桂枝乾姜湯は柴胡の量が結構多い。それまで私は柴胡の量が胸脇苦満の強さに比例するのかなと思っていたのですが、光胤先生はそんなことはないとおっしゃるのです。柴胡桂枝乾姜湯は柴胡の量が多いけれど、胸脇苦満がはっきりしている場合もあるけれど、微妙な胸脇苦満もあるということをおしゃっています。
石川：長さや強さや幅に胸脇苦満の違いがみられるのが一般的で大柴胡湯なんていうのは結構しっかりしたものでがちっと来ます。触ってみないとわからないし、いい加減に触っていると胸脇苦満を見落としてします。擽《くすぐ》ったがっている人は腹筋の緊張が強く出て胸脇苦満と間違うことがあります。
織部：だからやはり腹診に関しては、こちらが虚心坦懐というのか、心を平静にして、そっちに集中しないと微妙な胸脇苦満は見落としやすいということです。
石川：ほかのことを考えてお腹を触っているとわからない（笑）。

皮膚科疾患に関する口訣

織部：光胤先生のところの患者さんは皮膚疾患も多いのですよ。特にアトピー性皮膚炎などが多いのですが、先生はどのようなお話をお聞きしていますか。

石川：最初は本当に驚きました。皮膚科のアトピーの患者さんがものすごく多くて。先生が一番使うのは桂枝加黄耆湯に荊芥、連翹、樸樕加味した処方を使う。そうするとみるみるよくなるのです。開業したての頃はアトピー症の患者さんが結構多く来ていて、それで相当なケースが治ったのです。それからだんだんまた治らなくなってきて、岡利幸先生が創案された白虎加桂枝湯合四物湯だとかでよくなった経験をしています。山田先生の桂枝加黄耆湯の使い方に関しても『漢方処方応用のコツ』に細かく書かれていて、虚証だがこういう汗だとかが出やすいときに使うのだと。腹証を中心に薬の使い方を教わっていますから、お腹を触っているとこれは絶対、桂枝加黄耆湯だというようなものが多かったです。その時にお腹を教えていただいて、このお腹だと覚えて、長期間診ていって変化を感じます。ある人はずーっと診ていても変化のない場合もありますけれど、そういうことを見せていただいたということは非常に大きな臨床的な力になったと思います。

織部：特に桂枝加黄耆湯をベースに使われるということは、たぶん大塚敬節先生もお使いになっていたと思うのですが、やはり山田光胤先生が一番詳しくいろいろ加味されて、特に荊芥、それから連翹と樸樕は、連翹はやや実タイプで炎症を起こしているとき、樸樕はちょっと虚でかゆみがあるときに使うのだよと、おっしゃられていました。症例によっては桂枝二越婢一湯と荊芥、連翹、樸樕とか白虎加人参湯を出されていました。

石川：首から上のぐちゃぐちゃな湿疹は桂枝二越婢一湯が効くのだということを教えて頂

き、実際に使ってみると良く効きます。それから光胤先生から習ったと思うのですが、手の甲と平とでは薬が違うのだということです。甲の場合は加味逍遙散、平の場合は温経湯。アトピーがひどくなると両方で、実は両方を合方した薬で結構きれいになったという場合もあります。皮膚の状態に合わせて黄耆を晋耆に変えたりと、光胤先生がなさっていることをまねて、治しています。

織部：皮膚に関しましては尋常性乾癬とか、いろいろな問題がありますが、また機会があればお話をお伺いしたいなあと思います。

整形外科関係の口訣

織部：次は整形外科にうつります。最近は疼痛性疾患も漢方医のところによく来るようになりました。私らのところに来るのは痛みに対して、ペインクリニックあるいは整形外科で鎮痛剤として、たとえばロキソニンとかリリカ、これはオピオイド系かもしれませんがトラムセット、そういったもので副作用が出て効かないという人達なのです。どういうタイプの人が効かないのか、あるいは副作用が出やすいのかを、漢方的にみると、脾胃虚というか胃腸が弱くてどちらかというとポチャッとした水滞タイプかあるいは冷えが強いというように私は思っていて、そういう人には漢方を出すとよく効いていますが、先生はどのようなご印象ですか。

石川：先生に最初見せていただいたのが、白くてポチャッとした水毒体質の人は防已黄耆湯で痛みが取れる。やはり防已黄耆湯で、そうでないときは越婢加朮湯で痛みが取れる。越婢加朮湯は面白い薬で、いろいろなところに効くのですけれど、渋谷診療所の薬局長が、足に水虫ができてひどくなり、光胤先生が越婢加朮湯を薬局長に出されて治されたことがありました。
織部：麻杏薏甘湯ではなくて越婢加朮湯ですか。実証タイプですね。
石川：越婢加朮湯で、実証タイプです。閣下と言われている人で、しっかりした人です。
織部：すぐカッとくるような。
石川：そうでもありません（笑）。いわゆる薬剤官で中将か何かでしたから、本当の閣下なのです。赤ら顔で、やはり実証タイプで、えっ、水虫に越婢加朮湯と思いました。そういう経験があって、お年寄りでも結構「体のしっかりした人には越婢加朮湯使えるのだよ」と、膝関節などでも使っておられました。
織部：要するに越婢加朮湯は麻黄と石膏が入っているわけですが。
石川：そうです、強くなるのです。
織部：麻黄が入っている方剤として、麻杏薏甘湯と薏苡仁湯がございますが、それの合方について先生はどういう風にお聞きされていますか。
石川：長引いたときには越婢加朮湯に防已黄耆湯を合方していました。薏苡仁湯は合方しないのだとおっしゃっていました。
織部：麻杏薏甘湯というのは、「病者一身悉く痛み、発熱日晡所激しき者は、風濕となす。この病は汗を出でて風に当たるに傷（やぶ）られ、あるいは久しくしく冷をとるに傷れていたすところなり」というのが『金匱要略』の原典ですが、普通、条文通りの症例に使って、確かに効くことは確認していますが、最近はむしろそういう関節痛、やや長引いた関節痛にも光胤先生がお使いになっているということです。ただその前に麻杏薏甘湯と薏苡仁湯の違いですが、薏苡仁湯は麻黄も入っていますし、芍薬甘草湯も入っている。薏苡仁とか当帰とかいくつか入っているわけですが、同じ痛みでも、亜急性期的な時に、麻杏薏甘湯でやや長引いたときに薏苡仁湯というような捉え方でよろしいでしょうか。

石川：そうですね、ただ光胤先生のところへ行く患者さんは、なかなかそういう強い患者さんはほとんどいらっしゃらない。そういう意味では典型例がこうだと明確に見せていただいたような記憶はないのですけど。

織部：関節リュウマチに関しては、先生どうですか。

石川：関節リュウマチは、いろいろなものを使うのですが、光胤先生から習って使ったのは桂芍知母湯、大防風湯という系統のもの、ちょっと記憶が定かではないです。

織部：よく大塚敬節先生も、少し慢性化して陰病期に入ってきたリューマチ患者さんには桂芍知母湯と大防風湯の鑑別が非常に難しいとおっしゃっていました。ただどうでしょうか、私は大防風湯は、鶴膝風というように、例えば膝を例にとりますと、膝の上下すなわち、上の大腿、下のスネが痩せているのです。でも関節は痩せませんから鶴の膝ようになる。そのなかで桂芍知母湯は、すこしそうなった場合でも関節が熱をもって腫れ、痛みが非常に強いときに使うのかなという風に考えて使っています。

石川：そうです、光胤先生などは知母増やしています。

織部：そうです、知母という生薬にはそういう清熱瀉火的な作用がありますから。
石川：最近はリュウマチも、なにか精神的な、落ち込みのような鬱的なもの、リュウマチが長引いたせいでそうなっているのかわからないのですが、そういう症状には加味帰脾湯を加えてみると全体の状態が上がったりするので、やはりリュウマチだけを見ていないで心の問題も見なければいけないのかなと思っています。
織部：特に漢方の場合は、身心一如という立場ですから、そういう見方ができるというのも、漢方の良さなのかなということだと思います。それから坐骨神経痛ですが、光胤先生は吉益南涯の芍甘黄辛附湯を使われる。
石川：そうです、特効薬だと私も教わりました。
織部：その時に黄として便秘があるタイプ、やや実タイプには大黄で、そうでないタイプには麻黄を使われたりされています。
石川：本当は大黄のはずなのですが、麻黄を使っておられるから逆にいうとエキス剤で合方しやすくなると。
織部：そうしますと芍薬甘草湯と麻黄附子細辛湯を合方するという風な感じだと、ただ麻黄附子細辛湯はちょっと麻黄の量が多すぎる感じがするので、胃に来るケースがある。煎じであれば私は麻黄の量を調整しながら使うと非常によく効きます。

漢方は臨床的に教わることで身に付く

織部：最後に、これから漢方をやっていこうという先生方に何かアドバイスはございますか。
石川：私自身が漢方をやり始めて、大塚先生の御本を読んで、それを実地に使って確かめていたことがあるのですが、実際には、臨床的に教わらないで、本だけで漢方をやると、やはり急性期なものの発想と慢性期の発想というのは区別できないです。それから西洋医学では、高血圧の人は降圧剤を飲みながら、風邪をひいたら風邪薬を飲むというような考え方になるのですが、実際には一人の人間がある状態になった時に、症状が移った状態の証を確認してそれに対して薬を与えるということができるようになっても、はじめは西洋医学的な薬を足して、足してという足し算の漢方をやっていたのですが、山田光胤先生についてみて、これだけ病態が変化して、がらりと症状が変わる、葛根湯から小柴胡に移った結果が、明確に違う。その腹証から脈診から全部違うということです。そのときはこの人がこういう状態なのでそれに対する治療でこの薬を使うのだと。西洋治療の様に新しい病態に対してさらに新しい薬を加えていかないのだということを実際に教わって目からうろことというか、ああ、人間の全体の動き、病気の身体の中の変化はこう動いているのだ、それに対して証を確かめて処方するのだなということを教わって、ずいぶんそれで自分の独学で山ほど薬を出して、六年近くそれをやっていたのですけれど、はたと気づいたことによって整理ができました。こうやって漢方を使う、もっとよく治るということを教えていただいて、そういう意味では先生から教わったことというのはやはり一番重要なポイントで、礎になっているということです。

織部：たしかに最初漢方を勉強しようとすると、先ず最初は津村の講演会とかに出ますし、例えば適当な教科書や『漢方診療医典』等をまず勉強する訳ですが、あれは病名別に書かれているのです。やはり実から虚に分けて、使用する漢方方剤が書かれているのですが、全体の大系としては入りにくい。先生のおっしゃった、位相が違ってくるというのは『傷寒論』の太陽、陽明、少陽、あるいは太陰、少陰、厥陰をちゃんと認識して、それに基づいて、その中で虚実を考えて治療しなさいという風に理解してよろしゅうございますか。

石川：そういうことを身をもって実地的に教えていただいたということです。頭の中だとどうしても、薬、薬で足してしまうのだけれど、実は患者を見ろよと、もっと患者の実態がどう動いているのかということを把握して、それに対してきちっと薬を出す必要があるのだろうということを身をもって教えていただいたのだろうと思います。どうしても怖いからいろいろと足してしまいますが、そうではないのだということです。

織部：私は、風邪の二、三日目、よく使うのが葛根湯合小柴胡湯にいくつか生薬を加えたときに光胤先生が、私も時々加えることがあるけれども、はっきり病位を分けて出した方がいいのだよと、太陽病なのか少陽病なのか、合方すると効きが悪くなるのだよと。だから最初はどちらか太陽なのか少陽なのか陽明なのかはっきりさせたうえで一本に絞って出しなさいて言われたのが非常に印象的でした。それ以来、そうしようと心がけています。

（『月刊 漢方療法』二〇一四年一～三月号 掲載）

【対談】

山田光胤先生から腹診の教えを受けて

出席者：高木 嘉子×石川 友章

山田光胤先生から声を掛けられ腹診を教わる

石川：山田光胤先生との出会いはいつごろですか。

高木：日本漢方医学研究所が医者で漢方のできる人を養成するという趣旨での第一回の講座を開いたのです。まだエキス製剤が保険適応にされていない頃でした。

石川：昭和五二年ごろでしょうか。

高木：そうです。その講座を受講しようと、当時はまだ中将湯ビルではなくて、京橋のビルで、それからもいろいろ会場は変わっているのですが、毎月木曜日の夜一回通いました。私は武蔵境から電車に乗るのですが、なぜか山田先生と偶然一緒になることが多いのです。電車は頻繁に出ているのに不思議ですね。

石川：そこで知り合われたわけですね。

高木：ええ、どうも私は目立っていたらしくて、いつも会場の前から二、三番目の席に座っていましたから。「講義に行くの」「はい」ということで、帰りもよく一緒になって、それが山田先生との出会いです。講義では知っていましたがお話をしたのはその時が初めてです。

石川：山田先生に師事されるようになられたきっかけは。

高木：そのあと日漢協（日本漢方協会）の講師をさせていただくようになり、その新年会の帰りに長谷川弥人先生や山田先生、山ノ内先生とタクシーをご一緒するようなことがあり、何度目かご一緒した時、山田先生が「君に腹診を教えたいから来ない」とおっしゃったのです。山田先生は、藤平先生の傘寿のお祝いにもおみえになって私が藤平健先生に師事していることをご存じで、それで声をかけてくださったのだと思います。ただその時はお誘いだけお受けしたのですが、翌年にも声をかけていただき、藤平先生に、「山田先生からこういうお話があるのですが」と自分の気持ちは交えずにお話したら、「ああ、いい機会だから行ってらっしゃい」と勧めていただきました。それで九月頃から水曜日の午前中に山田先生のお宅へ伺うようにして教えを受けることになったのです。

石川：私よりも古いですね。

高木：知らないでしょ、この話。

石川：ええ、おそらくみんなも知らないと思います。山田先生は腹診に自信をお持ちですし、継承していきたいということもあるのでしょうね。

高木：ええ、君にぜひ教えたいから、と言ってくださいました。

石川：山田先生の腹診は素晴らしいと定評がありますから。腹診というこんなすぐれた診察法があるのに知られていないのは残念だ、もったいない、弟子を育てて継承していきたいという思いがあるのだと思います。具体的にはどのような感じでしたか。
高木：たぶんそうだと思います。私など、虚証で力がないので、決して強くは押せないのです。やったら自分の手首を痛めますから（笑）。だから山田先生の腹診を拝見していて、ああ、私のやり方は間違っていなかったのだなと、最初に診察を拝見した時に思いました。先生は優しくスーッと撫でられるのです。
石川：そこです、本に腹診のテクニックなどが書いていられますが、しかしそれをいくら読んでも、強さ、弱さの塩梅がわからない。
高木：わかりませんよね。
石川：でも、先生に直についてみると、本当に撫でるがごとくですね。よく先生は、腹診をされたら気持ちがよかったという感覚が大切だとおっしゃっていました。

高木：そうですね、スーッと撫でたときに圧痛が出てくるのです。患者の脈診をされた後にお腹を見るとき、まずお腹をシューッと撫でられ、それからポイントを柔らかく触診されていく。この時にシューッとやるときに、圧痛があると、その圧痛がひょいと引っかかるのです。だから山田先生もそうしていらっしゃると思うのですよ。
石川：触っただけなのですよね。
高木：そう、触っていてここが胃下垂？だとすぐにわかるのです。
石川：西洋医学だと、レントゲン撮って、バリウム飲ませて、バリウムを飲むとうんと下がるので、それを見て胃下垂という話になるわけです。
高木：それが山田先生だと触っただけでわかる。「ここにあるでしょ、ここで別れるでしょ」とおっしゃいます。
石川：十二指腸潰瘍のときも、「ちょうどこの下のところに圧痛点が出るよ」と教わったことがあります。やはり臨床をいかに丁寧に細かく診るかということは、何もない時代には一番重要なポイントで、いまは逆にいろいろな機械があって、CT画像ですぐに見ることができ診断できると思っていますが、そういうものよりもはるかに精密なのです。
高木：本当に自分の手というものはすごいですよ。
石川：しかもなおかつ、それが動いて消えて行ったとかを、手で触った変化まで捉えることができるので、症状が変わってきたということがわかります。
高木：だからこの触診やっていて、「筋腫があるようです」と言って、検査にいくと本当に筋腫が見つかるとかですね。
石川：以前、肥満でこられた三十代の患者さんがいて、触ったら臍のところまで大きな筋腫があって、これどうしてわからないのだろうと思いました。やはり今の内科の先生というのはお腹を診ない、触らないからなのです。ちょっとした卵大くらいのものは、触っていくと下の方によく見つかります。
高木：お腹を触っていくと、実証の人だと分かりにくいのですが、虚証の人だと、お腹がふにゃふにゃではないですか。そうすると筋腫があるのがわかるから、あれ、これ筋腫みたいですが、検査に行ったらと言ったら、「はい、ありました」と。
石川：肥満で来た人も、デブでもしっかりわかるというぐらい大きい（笑）。普通では見つからないものも、触ることで見つけることができます。

高木：それに打診ですね。お腹の打診で、全部ガスの場所が見つかりますから。

最近気になる「冷え」

石川：最近気になりますのは、患者さんの体が冷えているということです。まだどこにも発表していないのですが、花粉症がありますでしょう。花粉症を診ていると、あれは繰返しますから胸脇苦満がでてきて、振水音があって、左右の瘀血があって、鼠蹊部の圧痛があって、なおかつ中間痛と臍痛点がでてくる。全部そろうとは限らないですが、ほとんどの場合、あと眼瞼結膜をみると真っ赤になっている、これはアレルギーをチェックしているのですが、そういうのをチェックすると相当なパーセントで、花粉症を持っているのです。

高木：そういうのがある人は、ずうっと持ち続けますよ。年中アレルギー体質の人はそういうのが出ている。そういう人というのは根底に冷えがあるから、その冷えを取らなきゃ治らないのです。だから瘀血の冷えなのか、柴胡桂枝湯なども陽証の冷えとして出てきますでしょ、当帰四逆加呉茱萸生姜湯もそうだし、真武湯などもみんなそういう、だからお腹に情報というのはすごくあるのですよ。

石川：そうです、お腹に触って臍から下に冷えなどがあるときは真武湯を使うし、臍から上の場合は人参湯など。それで、よくこの季節になると、お腹に触っているとすごく冷えている人がいます。食べ物によって起きるので、柿など食べるともろに臍から冷える。

高木：お腹触ると、冷たい冷たい。

石川：その時にあなた柿食べたでしょ、というと、えっ、どうしてわかるのですかと。
高木：山田先生もよくおっしゃいます。「今日柿食べてきたの、ミカン食べてきたの」って。「どうしてわかるんですか」と患者さんが驚くと、「だってお腹冷たいですよ」
石川：柿とみかんではやはり場所が違います。
高木：だから食べものによって、冷え方が違うので、山田先生は、何を食べたのかわかるのです。
石川：よく言われていましたよ。私も触っていて「今日は油もの食べたの、てんぷら食べたの」とか聞くと、「ラーメン食べた」とか、こってりしたものを食べるともろに出てくるのです。
高木：だからお腹の情報というのはすごいですよ。
石川：ほんとうにもったいないですよね。手術でも、実証と虚証だったら、虚証の人はお腹を切ると、縫合不全を起すなどいろいろトラブルが起きてしまいますから注意が必要なのです。
高木：山田先生のところに来る患者さんは虚証の方が多いでしょう。私のところもそうなのですが、中間証以上の患者さんは西洋医学の治療法で治ってしまう。ですから治療が難しい虚証の患者さんが集まってくる。
石川：スタンダードの治療技術はもちろん必要ですが、虚証となるとそれ以上の技術が必要となります。
高木：そうです、ある程度なら、こう言うと語弊がありますが、スタンダードの技術でたいてい治せます。でも虚証は取りこぼしてしまうのです。教科書通りにはなかなかいかない。それを山田先生はしっかり診るから難病の患者さんが多くなる。先生は綿に触るように診られます。そうしないと壊れてしまうような感じがします。

石川：以前、弁護士の奥さんが自己免疫性肝疾患の疑いで来られたことがありました。やはり胸脇苦満を診るためにお腹を触った時、下にある臓器はあまり力を入れるとボコッと崩れるのではないかというそんな感覚がありました。ちょっと冷や汗もので診たことがあります。いまは完全によくなって、免疫系統も全部正常化しています。そういう意味でお腹の診方と治療法がうまくかみ合えば素晴らしい効果を発揮するということです。

高木：本当にお腹、腹診は大切だということです。

石川：それと山田先生の脈診ですね。これも素晴らしい。

鬱、ストレス、認知症にも漢方

石川：最近気になっているのは鬱なのです。先日もフェイスブックに鳥取のある先生と気鬱の話を書いたのですが、どうもここ十年ほど気鬱の患者さんが増えているような気がするので、東京だけなのかと、その鳥取の先生に尋ねたら、地方でもしっかりと増えていますと言う。これは日本全体がストレスで相当弱ってきているのではないでしょうか。漢方の重要な治療対象です。

高木：たとえば、桂姜棗草黄辛附湯などはいろいろな使い道がある面白い薬ですよ。

石川：陰と陽があって、いろいろな働きがある。飲んでいると精神的にも明るくなって元気になりますし。そういう意味では本当に心と体と両方を漢方は治しています。これだけ鬱が増えていると、やっぱり健康に暮らすにはそういう落ち込まないための仕掛けを医者が持っていないと、だめだということですよ。

高木：そうですね。だから痛みを訴える患者さんがいますが、これは心の痛みの表れでもありますから。

石川：また冷えも問題です。お腹を触っただけでガスが、上にあるとか下にあるとかわかる。臍痛点などは触ってもわからないですが、中間痛の痛みなどは触って結構出ますよ、あ、あるなと。

高木：そうそう、ふーっと。でもあれは手が冷たくてはだめです。だから先生は必ず手を温めるではないですか、お湯が出るようになっていて、お湯で温めてから触られる。冷たい手では患者さんは絶対だめですから。

石川：冷たいと身体緊張してしまうのですね。若い子やガタイのしっかりとした人でもくすぐったがる人がいますが、触ると胸脇苦満がわかる人もいますが、単にくすぐったがっているのか微妙でわかりにくいところもあります。非常にデリケートです。

高木：いかに腹診を細やかに行うかということです。先生がよくおっしゃっていたのは患者さんが教えてくれるということ。お腹を触ったら患者さんが症状を教えてくれる。だからただ触る。お腹の情報はかなりあるのです。特に虚証の人はわかりやすい。実証タイプの人は腹壁も厚く、堅いからあまり情報をくれません。

石川：脂肪もあるから(笑)。

高木：だけどひどい虚証の人はお腹に触るか

触らないかぐらいでもう痛がりますね。手が冷たかったりすると、その冷気で、たぶん痛がったりするだと思います。
石川：冷えるとそうですよ。また山田先生はお腹を触って打診をされますね。教わってみると確かにわかります。腰痛、頭痛、腹痛、関節痛、筋肉痛、生理痛なども含めて全部そうなのです。
高木：頭の先から足の先まで、冷えから来ている。
石川：その冷えを取ってあげれば、免疫力も上がる。それにはやっぱり漢方が一番よい。すべての痛みは冷えから来ていると思うのですよ。
高木：なんといっても温めるのは漢方しかありませんから。
石川：漢方自体、八割くらいは温薬、熱薬で冷やす薬もありますが、普通の場合はだいたい温めますから。
高木：桃核承気湯などを除けば。
石川：黄連解毒湯もそうですね。
高木：ほかは大体は温まるものが多いですから。
石川：癌の患者さんもほとんどそういう意味では冷えています。
高木：そう、癌の人はほとんど冷えています。またこういうことを言うと西洋医学の先生に叱られるが、西洋医学の薬は冷やしますよ。
石川：そうです、全部冷やすと思います。
高木：あれを飲んでいたらみんな顔色が瘀血の顔でしょう。
石川：瘀血っぽくなりますね。
高木：だから瘀血を取りながらそういうものをどうしても飲まなければならないときは、

漢方を飲みながら飲んでいかないといけない。
石川：私がよくいうのは西洋医学の基本は毒物治療であると。毒物でその作用点を効かして、それで痛みなどを止めていますが、痛みを止めているだけで、その痛みの原因、本体は治しているわけではない。それは体力が回復して自然治癒力で治している。漢方は原因を治して温めていくのだから、治療学としては素晴らしいという我田引水をいつもやっているのですが、温めることによって回復するわけです。結局インフルエンザで何が怖いかというと、四二度くらいまで上がって死んでしまうことですが、実は四〇度超えてくるとウィルスの増殖は完全に抑えられます。だから癌の温熱療法というのは四〇度くらいに上げることによって増殖を抑えるということです。オンコジェニックウィルスという発がん性のウィルスなども全部そうなので、そう考えると温熱療法は意味があるし、当然薬も温熱療法的な発想で出す必要があります。
高木：だから温めなくてはだめなのです。
石川：そうすると漢方が一番いいということです。だけどやはり西洋の先生がなかなか、まだ理解してくれない。むしろ一般の人の方がはるかに漢方に対して理解があります。これは、その効果を実際に自分で体験しているからなのです。
高木：やはり医者自身が飲まないとだめなのよ。飲んで一遍で効いたら、もうみんなそれに惚れこんでしまうのですけど。
石川：最近、医者の知人とよくゴルフに行って、彼の足がつったりすると芍薬甘草湯のエキス剤を飲ませます。するとすぐに治るので、あれは効くねとか言っているのです。だからそういう実体験もしてもらうことが漢方を広げるには必要なんだろうと思うのです。
高木：それが一番いい方法でしょうね。このあいだ山田先生がおっしゃっていたのが、このごろは半夏厚朴湯をいろいろな処方に混ぜて使う症例が増えているよということをおっしゃっていました。半夏厚朴湯と桂枝加竜骨牡蛎湯で不眠が治るとか、それから気鬱の状態になっているような人たちにも効果がある。半夏厚朴湯を頻繁にいろいろな処方に入れるといいのだよねと。
石川：昔は加味逍遙散が専売特許でしたね。
高木：そうそう。
石川：ちゃんと胸脇苦満があって、振水音があって、あるいは瘀血があって、それが腹証的にあることがあるから、さっきもお話したように十年前よりも今の方が鬱が多くみられる。
高木：やはり鬱傾向の人たちが増えているから、時代でそういう処方が必要になってきているのですよ。
石川：そうですね、統合失調症も増えているように思います。
高木：それは感じます。
石川：うちの患者を診ていたら、お父さんは赤ら顔の実証、お母さんは胃下垂の虚証、それで子供は、長男は実証タイプ、次男は虚証タイプで、二人とも統合失調症なのです。だから薬は、同じ統合失調症でも実証と虚証では全然違ってくる。黄連解毒湯を主にして使うのと、加味帰脾湯や竜骨湯などを使うのとは全然違う。その変化に合わせなければいけない。でも西洋医学では同じ薬が出てくる。

漢方ではそういうわけにはいかない。

高木：みんなそれぞれ違いますから。昨日からしら、ニュースで、認知症を世界で研究するシンポジウムが、イギリスであったとニュースで報じていました。認知症の薬を絶対に開発しなくはいけないと。それ遅いじゃないの、漢方だったら軽度の認知症だったら止められるのにと思いました。

石川：私は、まだ一例しかないのですが、急におかしくなって、ズボンとパンツを裏返しにはき、家を出たらどこへ行ったかわからなくなってしまう。奥さんがびっくりして連れてきました。そこで加味温胆湯を飲ませたところ、一週間したら正常に戻りましたが、急性の精神病なのか認知症なのか、ちょっといまのところ見当がつかないのですが、精神症にも結構漢方薬は有効に効くなと再認しました。

高木：だから認知症の薬でも漢方に期待することができます。

石川：いま一番問題なのは、高齢化が進み、日本が高齢化社会をどういう形で構築していくかという点が世界から注目されている。その中で認知症の医療に漢方がどういう風にかかわっていくかというのは重要なポイントですよ。

高木：その研究の中に漢方も参加する。

石川：考えましょうよ、高木先生。未病を実現する漢方の発展は医療費削減にもつながりますから。

高木：ええ、漢方と西洋医学共存の時代ですね。

（『月刊 漢方療法』二〇一四年四月号 掲載）

【鼎　談】

山田光胤先生からの口伝

出席者：山田 光胤×石川 友章×織部 和宏

山田光胤先生が受け継いでこられた口訣と伝統

山田：皆さん、遠くから足を運んでいただき、ご苦労様でございます（笑）。

織部：本日は、『漢方の伝承』が出るということで、今ご挨拶をいただきました山田光胤先生を囲んで、私と石川先生とでいろいろお話をお伺いしたいと思います。

まず、光胤先生の口訣において大塚先生の御影響はどのようなものでしょうか。

山田：私の漢方は、だいたいが大塚敬節先生のやっていたのを見習って、真似しています。でも長年やっているうちに先生もやっていなかったようなことに気づいて、いくつか雑誌にも書いたことがあります。そういう自分で気づいたことを口伝と言っているのですが、そういう使い方はあまり一般的ではないかもしれません。今、漢方がすごく盛んになったので、漢方の本や雑誌などで治験を得ることが多くなっています。昔から、先人たち、先輩の先生たちの書かれた治験を見習って治療してきたわけですが、妙なことに、今、私のところへ来るような患者は、そういう先人の治験を参考にしては治療できない、ずいぶん難しい患者ばっかりです。今の漢方雑誌の記事などを見ていますと、中には珍しい処方の治験もあります。ただそういうのは、その記事は確かに本当だと思うのですが、その後さらに何回も再現できる治験なのかどうかが私にはわからないことが多いですね。私が今までに『月刊 漢方療法』誌に書いた、珍しい、今まで使ってないような治験は、長年にわたり何回も何回も再現して、それで自分で認めたことだけしか書いていないのです。もちろん今の新しい漢方のなかにもそういうものもあります。漢方人口も増え、研究者も多くなっているので、多くの研究者の治験が一致しているような方法論、これは大事だと思います。

織部：大塚先生の影響を受けながらも、山田先生独自の治験を見出し、それを口伝とするということです。本当に『漢方の伝承』も貴重な本になると思います。

せっかくの機会ですから、山田先生が実見されてこられたもう一つの口伝、我が国の漢方のこぼれ話のようなエピソードをお願いいたします。

山田：数十年前に友人の台湾の医者が、そのうち必要になると黒檀のいい杖をくれたのです。私も足腰も弱り、今、愛用していますが、戦後しばらくは、台湾には日本の漢方、古方が残っていたのですよ。

石川：湯本求真先生の『皇漢医学』が中国や韓国や台湾に大きな影響を与えたという話を聞いたことがあります。

山田：それは主として『皇漢医学』の漢方で

す。戦前・戦後すぐの台湾、中国、朝鮮・韓国には日本の漢方の影響が残っていたのです。韓国で思い出すのは、裵元植さんという、漢方の雑誌をやっていた、韓医師の先生です。日本東洋医学会の総会にもたびたび出席されていた方です。京都の細野史郎先生がお呼びしていたのです。すると間もなく国際東洋医学会を裵元植先生が創設されました。ですから国際東洋医学会の初期の漢方は日本の近代漢方、古方と後世方が一緒になっていました。特に細野史郎先生の浅田流が基本になっていたと思います。やがて韓国は朝鮮流の漢医学＝韓医学になって、今は韓医学ではないかな、中国にはおそらく流れていないと思います。

織部：許浚の『東医宝鑑』（一六一三年刊行）ですね、結構影響は与えたという話をきいています。

山田：また湯本流の漢方というのもすごかったのです。第二次大戦中だったのだと思いますが、当時のシナ、中国で、蔣介石の政権が伝統医学、漢医学をやめようとしたことがありました。皆さんご存知ないと思いますが…。

織部：いや、知りません。

山田：それで今の中国大陸の東北地方（満州）のお医者さんたちが日本へ頼みに来たわけです。何とか助けてくれと。それで矢数道明先生と慶応大学出身の龍野一雄先生が一緒に満州へ行きました。龍野先生は後世方だけではなく『傷寒論』が基本の先生です。それで皆で、向こうの政府を説得して帰ってきて、それで廃止にならずに続いたのです。だからそういう意味では、日本の漢方が戦争中、満州に残ったのです。

織部：それは貴重なお話ですね。
　山田先生は腹診の名人という存在ですが、後世が学ぶ上で良い腹診書があれば教えていただきたいのと、さらに最近漢方でも話題になっている認知症等に対する抑肝散についてご教示いただければと思います。

山田先生から受け継ぐ腹診の口伝

山田：ああ、腹診ね。いい腹診の本がありませんね。『腹証奇覧』が参考になりますが、その後のよい腹診書がない。挙げるとすれば大塚先生たちの共著の『漢方診療医典』でしょうか。腹診は、自分で一生懸命、長年やらなければだめです。今、私のところで診療を見学している医者が二、三人いますが、なかなか難しいようです。私は、触ると患者が痛がるところがわかるのです。この間、喉が痛い、頭が痛い、胸が痛い、胃が痛い、腹が痛い、腰が痛いという患者が来ました。それでお腹を触って、これは肋間神経痛、肋間神経痛の部分的なもの、そして痛いところをこすると、「ああ、痛い」と。肋膜炎ではない、肋間神経だとわかる。心窩部をきゅっと押すと、「ああ、痛い」。心下痞硬、これは胃炎があるから、弱虫だから胃炎が治らないというのがわかる。本人は何をやられるのかわからなくて、キョロキョロしているのだよね。でも、そういう風に腹診ができるように自分で修練しないといけません。
　以前、金匱会診療所に、下腹に紫色の斑紋を付けた女の患者が来たことがあります。息子の享弘（山田享弘先生・現金匱会診療所所長）が最初に診て、こちらへ回してきた。あるお医者さんに診てもらったら、ぎゅうぎゅう押されて、瘀血だ、瘀血だという。下腹に紫色の出血斑が出ていました。瘀血を調べたのではなくて、瘀血を作っているわけです（笑）。

石川：我々は柔らかくと習ったからね。

織部：講演会では、ソフトタッチの話を良くしているのですが…。あくまでも圧痛法でみるのではなくて、こちらの手に感じる様な微妙な力加減だと。

石川：藤平先生も腹診について書いています。

織部：腹診については、山田光胤先生著の『漢方の診察と治療〈基礎編〉』が一番良いと思います。

今度は石川先生にお聞きしますが、先生の診療における腹診の位置づけというのはどんなところにありますか。

石川：問診で得る情報は患者さんの訴えであってもあくまで主観的なものです。口や顔は嘘が吐けますが、腹診や脈診は、客観的な情報を我々に与えてくれます。そういった意味で身体所見を重視します。あまり本には書いていませんが。

織部：客観情報を取る上では腹診とか脈診が非常に大事だ、という位置づけです。

石川：ですから漢方診療の中で、主観的にいろいろなことを聞いてもいいのですが、実際それが身体にどう影響を与えているかということを確かめるための検査のような役割をしているわけですから、それと合致しないと、言っていることが、本当かどうかわからない。客観的な情報を取ると、腹診は再現性が非常に高いと思います。

認知症に抑肝散、について

織部：山田先生、抑肝散について何かお話をお願いします。

山田：抑肝散が認知症に効くというのね、あれは相当広い範囲の人たち、研究者がやったことだと思うのですが、私もやってみていますが、抑肝散がパーキンソン病に効くというのは大塚敬節先生もやられています。ただ大塚先生は、抑肝散に、芍薬、厚朴を加えているのです。私も真似しているのです

が、そういう使い方は、いままで治療にも書物にもないです。

織部：抑肝散に、芍薬、厚朴の話が出ましたが、石川先生は何か。

山田：私もあの話は先生に習って、効くことは実証しています。しかし決してパーキンソン病に対しては、これだけではないということをはっきりさせておかなければいけないと考えています。例えば、桂枝加芍薬湯でも、桂枝加苓朮附湯でも、それから大続命湯といったような漢方もあり、抑肝散だけ取り上げられてどうのこうのというのはおかしな話です。認知症に関しても、抑肝散というのは、ある条件の時の認知症には効くのですが、あくまでもあれは周辺症状を改善するだけであって、本体を改善しているわけではない。それだったらまだほかに物忘れだとかそういうものの処方があるわけではないですか。

織部：竜骨湯とか帰脾湯ですね。

石川：それから加味温胆湯のような、今どちらかというと、抑肝散に光が当たりすぎちゃっているような気がしています。

織部：もっと漢方の世界は広いということです。認知症に抑肝散というのは漢方専門医か

らみたらあまりに短絡的で西洋医学特有の病名処方ですね。

石川：そういうことです。もっと細かな処方があります。

山田光胤先生から
漢方を学ぼうとする人へ

織部：これから漢方を学ぼうとする人に何かアドバイスをお願いいたします。

山田：これから漢方を勉強する人たちは、今、本がたくさんあるから、かえって迷ってしまうかもしれないね。私のころは本がなかったから迷わなかった。大塚先生、矢数先生の共著の本しかなかった。だから著者を選ぶことと、読んだからには信用して、続けてやってみることです。また、漢方をやるには、やはり、証に従って、いろいろやり方があると思います。具体的な例を挙げると、基本はやはり陰陽虚実だから、陰陽を調和させるのは桂枝湯。桂枝湯が陰陽を調和させるから桂枝湯を中心にしたものが必要になることがあると思う。例えば、桂枝加黄耆湯なども考えられる。それから、実証には桂枝湯は効きませんから、そういう時には越婢加朮湯を使う。越婢湯に朮が入っている。朮が入っていた方がいい。朮は蒼朮。朮を入れると、瞑眩予防になる。これは例ですが、ほかにもあると思う。ケースバイケースだから。

　抑肝散の話ではないのですが、面白い薬の話があります。黄耆桂枝五物湯、これは、口内炎、咽頭炎、舌炎の痛みなど、口の中の痛みには何でもいい。

織部：本来なら血痺の薬です。（『金匱要略』血痺虚労病篇参照）

山田：私は高いお金払って入れ歯を作ったのですが合わなくて、下の入れ歯だけ使っています。だからつい舌をかんだりして、しばしば痛くするのですよ。そういう時に一般的にはケナログが効くのですが、私には効かないのです。このあいだも一週間以上ケナログを付けたのですが、効かないので諦めて、黄耆桂枝五物湯を煎じて飲んだ。舌の端っこの方が痛くて、二回飲んだら治った。それでこれは偶然かなと思っていた。そうしたら、二、三日前にまた舌噛んで、やはりケナログが効かない。また煎じて二回飲んだのですが今度は効かない。やっぱり前は偶然効いたのかなと思いながら寝てしまいました。ところが翌日起きたら治っているのです。面白いね、これは私の発見だと思います。桂枝五物湯という薬がありますが、これは口内炎に効きます。これは有名で、私もずいぶん使ってみたのですが。桂枝五物湯は、地黄が入っています。だから私の患者は、弱虫が多いから、胃が悪くなってだめな人が多いのです。それで困って、考えて、何がいいかなといろいろやってみたところ、処方箋をみていたら黄耆桂枝五物湯がある。名前が良く似ているから、使ってみたら良く効くのですよ。ああいうのを怪我の功名というのですね。

織部：もともと『金匱要略』の「血痺にて陰陽倶に微、外証は身体不仁で風痺の状のごとし」が証ですので、痺れによく使って効いていますね。桂枝五物湯は、確か吉益東洞の創方で良く使っていたと聞いています。

石川：地黄が入っていると、胃の弱い人には胃にくることが多いようです。

織部：日本人は胃腸が弱い人が多いので地黄

を使用する時は、八味丸、六味丸という格好よりは、十全大補湯とかの格好で工夫して使った方がよさそうです。今の新しく漢方やる人は、大塚敬節先生、矢数道明先生という名前を知らない人も出てきているのではないですか。ちょっと見ると、病名漢方に対してこの漢方と言った内容で喋られている人が多いです。完全に西洋医薬を使う発想で、漢方を使っていこうということだと思います。漢方専門医の立場からみると大変淋しく思ってきました。

石川：薬の一つとしてね。

織部：漢方医学的な考え方に基づいて使うのではなくて、西洋医学と同じ発想で、気管支炎でいったらドライカフ（空咳）には、麦門冬湯というような使い方ですね。やはり学会としては、本当に漢方医学的な考え方に基づいて使えるような方向で指導した方がいいのかなと思います。『傷寒』『金匱』も知らないような人が、「私、漢方を使っていますよ」と言って、良く訊いてみたら、西洋医学と同じような発想で使っている人が多いですから。

石川：そこが一番難しいと思います。リリカは効かないから別の鎮痛剤の一つとして漢方薬を選択するのではなくて、漢方的な考え方をして用いるべきです。芍薬甘草湯は、攣れに良く効きますが、それ以外に急性腹症などにも有効です。一対一の考え方ですと応用も薬の使い方も非常に難しいのではないかと思います。

織部：しかも芍薬甘草湯も、こむら返りイコール芍薬甘草湯という発想です。しかしこむら返りを起こす原因はいくつもあります。山田先生がおっしゃったように、陰陽虚実気血水に基づいた上で使っているのではなく、こむら返りは、どんなタイプでも芍薬甘草湯で、しかもエキスでなら一日三包を分三で二週間も何の迷いもなく投与する人がいるわけです。診たら、カリウムが下がったり、血圧があがったりとか、いろいろな副作用が出ている。そういう西洋医学的な病名に基づいて使う人が増えてくるというのが非常に多くなってきました。むしろ用心しておかないといけないことだろうと思います。

石川：怖いことですね。その時時によって違ってくるという、そういう診方をしないと、いまのようにワンパターンで、風邪の時には、患者の病期を考えず、鎮痛解熱剤、抗生剤や鎮咳剤を出しておくというのでは、いつまでたっても治療法は変わらない。まさに医学というものは変化の上に立っているのだという考え方が抜けていて、何でもいいから薬を出していればよい、受ける方の患者もそう状況に慣れているけれど、いつまで経っても治らないと訴えて来ます。

山田：話がちょっと飛びますが、今、私のとこへ来るような患者は、難しい人ばっかりで、今までの何症、何病には何湯が効くというような治験が役に立たない。だから私は、基本的に考え直して治療しているわけです。今の日本の漢方はいわゆる古方が基本です。古方の基本的な治療の原則は、陰陽、虚実、表裏内外、気血水です、そのどれに当たるかで今、治療しているのですが、そういう基本も自分で考えてやってみることが大切だと思います。今また『傷寒論』を読んでいますが、面白いのですが、臨床の上では、あまり実際の役に立たないのが多い。その点『金匱要略』は、雑病の薬だから、かなり参考になります。それをうまく綜合して、記述したのが『類聚方広義』です。『類聚方広義』をずいぶん読んで、一冊すっかりだめにして、二冊目もかなり汚くなっていますが…。

私は、今の日本の漢方の基本は、湯本求真先生の漢方だと思っています。大正・昭和の時代に一時漢方が無くなってしまいました。その時に湯本先生が出てきて、『傷寒論』『金匱要略』に基づいて漢方を復元しました。そのあとを大塚敬節先生が受け継がれたのです。それが今、日本の漢方の基本になっていると思います。ですから『傷寒論』は、陰陽虚実気血水で、私は使うのです。後世方は、矢数先生兄弟と矢数道明先生が復元されたのです。そして、わずかですが江戸時代以来の漢方が残っていたのが浅田流です。浅田流が京都にわずかに残りました。それが細野診療所です。細野診療所の漢方は、江戸時代以来の漢方です。いずれにしても、今の漢方の基本というか、一番もとになっているのは、湯本、大塚流の漢方なのです。

織部：お薦めの書籍などございましたら。

山田：書物としては、『傷寒論』、『金匱要略』の他に『類聚方広義』。それから大塚先生は、浅田流の『勿誤薬室「方函」』と『勿誤薬室「口訣」』を読んでいました。それで私も真似して、机の前においています。これは非常に参考になる。あとは『衆方規矩』、湯本求真先生の『皇漢医学』です。『皇漢医学』は、復刻されたものが今は二冊本になっています。けれども、もともとは三冊本でした。私は三冊のを持っています。その本は大塚敬節先生が勉強した本で、いっぱい書き込みがあって、バラバラになっていたのを直して貰ったものです。それで『皇漢医学』を読みました。
石川：今、一番重要なことは、養生とは何かということをもう一回国民の教育の中に入れることだと思います。それと、一つは漢方の医師が世間に対して、もっとガンガン行動なり、情報、主張をいろいろ出していくといいのです。いかに情報公開していくか。要するにここに行ったらちゃんと診てもらえる医者がいるのだと、それだけの情報公開でも効果があると思います。
山田：そうだ、システムとして整備すべきです。
織部：最後に、山田光胤先生の養生の口伝を。
山田：私は決して丈夫で長生きしたわけではないのですよ。弱虫で…。でも今九十歳です。いろいろ弱ってはいるのですが、やはり、お天道さんのおかげです。毎朝、毎晩、お天道さまを拝んでいます。
織部：本日は、山田光胤先生を石川先生と共に囲んで大変有意義な座談が出来ました。山田流漢方を後世に残していくために精一杯頑張っていくつもりでございます。

（『月刊 漢方療法』二〇一四年七月号 掲載）

【論　考】

日本漢方 山田光胤先生からの伝承～口訣と腹診～

織部 和宏

山田光胤先生との出会い

私と山田光胤先生との出会いは、確か平成元年に先生が大分に講演に来られ、二次会に御一緒させていただき、望診で周辺の人の病気、体質を次々と当てられ、その凄さにびっくりした時である。

それまで先生の御著書はいくつも読んではいたものの、やはり本物は違うなと思った。

東洋医学の勉強は中医学を中心にしていたので講演会場での腹診術のデモンストレーションはたいへん新鮮に感じた。中医学には腹診術が無いので、やはり日本漢方の特に腹診術を本格的に学ぶ必要性を痛感した。

学問には、本で学べる事、要するに独学でも或るレベルにまでは達せても優れた師に付かなければ修得出来ない領域がある。西洋医学では外科的手技などがその代表であるが、東洋医学では脈診、腹診などがそうである。

それを契機に、私は平成四年一月より月二回、山田光胤先生の所に通う事になった。

光胤先生は日本漢方を代表する一人である。

学統は、義父の大塚敬節先生、その師の湯本求真先生、更にその師の和田啓十郎先生、さらにさかのぼると、尾台榕堂、窮極は吉益東洞に連なる古方派である。

私が通っている所は、東京の八重洲にある金匱会診療所である。

煎じ薬が中心で、現在は針ヶ谷薬局長の管理で最高の生薬が揃えられている。

光胤先生の腹診術は神の域に達している。「腹診は診断と同時に手当てであり患者に苦痛を与えてはいけない。」といつもおっしゃっている。

方剤の決定に際しては『傷寒』『金匱』の薬剤は勿論の事、後世派のものも光胤先生の発見された腹診所見に基づいて処方されている。

「陰陽」「虚実」「気血水」の状態をしっかり把握した上での最終診断が腹診所見であると言っても良いと思う。また「口訣」を得ると、その方剤の使うポイントが急に分かってくる事がある。

良師につけて本当に幸せといつも感謝している。

私の漢方学習法

○漢方は独学するだけでなく、師匠からテクニックや考え方を学ぶことも必要。

漢方専門になったきっかけ——

私は現在、大分市で漢方専門の開業医をしている。漢方を専門にするようになったきっかけは、私自身が昭和五八年頃に風邪をひいて咳が止まらず、色々な西洋薬でも良くならなかったことにある。

その時に、某漢方薬メーカー担当者から勧められたのが竹筎温胆湯であった。

半信半疑で飲んでみたが、三日もたたずに嘘のように咳が治った。漢方薬の意外な効果に驚き、それから勉強し始めたのである。

その担当者から「慢性肝炎に使ってみて下さい」と頼まれたのが小柴胡湯である。

早速に、数年以上GPTが高値であった慢性活動性肝炎症例に投与してみたところ、三カ月後にはGPTが正常値となり、以後二年間の経過観察中も全く再燃しなかった。

その後、慢性肝炎二十例に投与して二年以上フォローアップした結果、著効例が三〇数パーセントあったが、今から思うと、この三〇数パーセントの症例は小柴胡湯の証に合ったものである。さらに、急性胃腸炎に胃苓湯、過敏性腸症候群に桂枝加薬湯、高血圧に釣藤散というように漢方薬を処方していったが、ドラマチックに効くレスポンダーと、全く効かないノンレスポンダーの二群に分けることができた。

これらのことから、漢方薬を上手に使うためには、患者さんの症状と薬方の適応をぴったり合わせる随証治療を学ばなくてならないと悟った。

山田光胤先生に弟子入り――

そこで、いくつかの漢方講演会に参加したが、その当時は病名診断に対する漢方薬の使い方という話が多くて、漢方そのものの診断法、あるいは腹診術を指導してくれる先生がいなかった。

本格的に身につけるためには、やはり漢方専門医の指導を仰がなくてはいけないと思い、平成四年から金匱会診療所所長の山田光胤先生に弟子入りすることにした。

弟子入り前には、山田光胤先生の義父でもある大塚敬節先生が書かれた『傷寒論解説』と『金匱要略講話』を五回以上読んで暗記するようにした。

実際の山田先生の診察は、まず脈を診て、舌を診て、そして全身をくまなく診て、柔らかなタッチでお腹を診ていくもので、漢方独特の診察法に非常に感動した。西洋医学では腫瘍が触れるとか、圧痛がないかなどを診ていくが、山田先生はソフトタッチで、患者さんに苦痛を与えずに、手を当ててもらった患者さんが気持ち良いという感覚を持つような触診をする。同時にその手は、病状を感じ取る感覚を研ぎ澄ましてゆく必要があることを教えていただいた。それを糧に、大分に帰って、様々な患者さんにその診察法を試みると、患者さんも非常に気持ち良さそうな顔をしてくれるようになり、腹診所見に基づいて処方をした漢方薬の有効率は高くなっていった。これらの経験からも、漢方の学習法としては、自分で勉強するだけでなく、ちゃんとした師匠についてテクニックや考え方を教えてもらうことが必要であると思われる。

山田光胤先生の診察のポイントは、

○まず脈を診て、舌を診て、全身をくまなく診て、腹診に際しては、柔らかなタッチで上腹部から下腹部を診る。

○患者さんに痛みを与えないソフトタッチで、患者さんに気持ち良いと思われるようにする。同時に術者の手は病状を感じ取れるように研ぎ澄ましておく。

漢方臨床の教科書――

『傷寒論』と『金匱要略』を縦糸・横糸として、山田光胤先生から、方剤を具体的に使うために勉強しなさいと言われたのが尾台榕堂の『類聚方広義』である。特にその頭註には、臨床医でしか経験できないような示唆に富むアドバイスが詰まっている。臨床経験を積めば積むほど、その頭註のすばらしさがわかってくる。又、浅田宗伯の『勿誤方函口訣』も実に示唆に富んだ内容が含まれている。

最近は、和田東郭の『蕉窗雑話』や『蕉窗方意解』を読んでいる。

やはり江戸時代の原典を一度は読む必要があると思う。

中医学を学びながら腹診術をマスター――

日本では現在、漢方は中医学と日本漢方（鍼灸を含む）に大きく分かれている。気血水などの理論的基礎を学ぶには中医学のほうがよいが、臨床的実際を会得するには腹診術は欠かせない。したがって能率的な漢方学習法は、中医学をある程度理解して、日本漢方の腹診術もマスターしてゆくのがよいと考えている。

実際、平成一年から二年ほど、九州大学生体防御医学研究所に留学中のハルピン中医学院の趙育松先生に月一～二回、当クリニックで診察していただいたことがある。

それまで私は日本漢方を専門に勉強していたので、中医学の三部九候という脈診や舌診などによる弁証論治がなかなかわからなかったが、実際に目の当たりにすると、それに基づいて処方された漢方薬の効果がよくわかった。

その後、先にも述べたとおり、日本漢方の

勉強を深めるために山田先生の下に弟子入りした。日本漢方では脈や舌も診るが、一番大事なのは腹診術である。山田先生の腹診術を実際に見て、その真髄は、患者さんを診察しながら同時に治していくことにあると教えられた。

つまり、患者さんのお腹を診ることによって所見をとり、その所見（証）に合う代表的方剤をつかむ。そして、方証相対して方剤を決定する。中医学でも名人クラスになれば脈診と舌診だけで方剤を決めることは可能だと思うが、人それぞれのセンスや感覚の差もある。

私にはお腹のほうが情報を得やすいので、現在は腹診を中心に方剤を決めていくようにしている。

漢方は死ぬまで勉強——

私が主宰する織部塾では、中医学と日本漢方のどちらも学ぶことを勧めている。西洋医学でも、各科を勉強する過程で自らの才能に照らし合せて、内科向き・外科向きなどと専攻する科を選んでいると思う。中医学と日本漢方も感覚に個人差があるので、一度は一通り全部修めて、自分に向いているほうを選択したら、その後は、専門医になるためにしっかりその道に励むことが大事である。その際には、良い師匠についていくのが一番能率的な勉強法であると考える。

山田先生は何歳になっても、いつも輝いている。それは、漢方は死ぬまで勉強が必要な実践的学問であって、日々少しずつ進歩していくからである。

一生涯、医師を続けていこうとするならば、漢方は大変やりがいのある領域、一生勉強するに値する領域だと思っている。

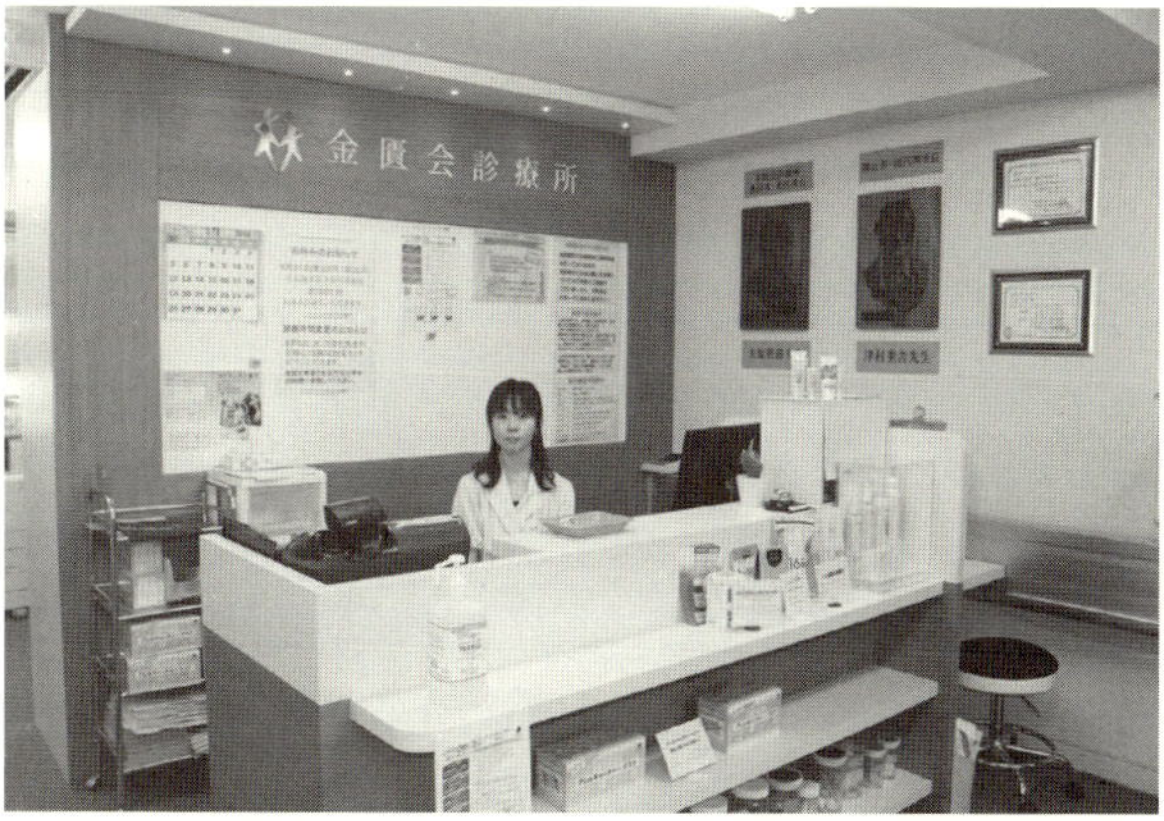

東京・八重洲にある金匱会診療所の受付。

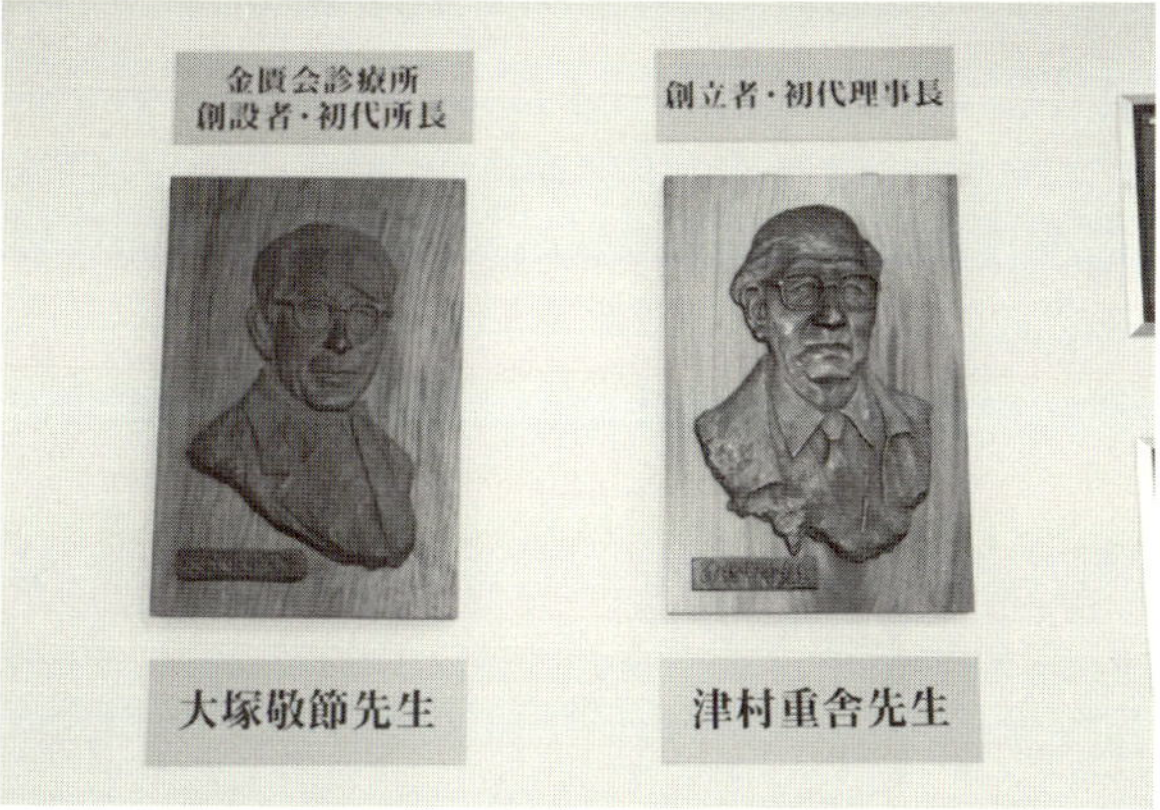

金匱会診療所の創設者・大塚敬節先生と創立者・津村重舎先生(株式会社ツムラの二代目社長)の像。

金匱会診療所薬局長・針ヶ谷哲也先生。

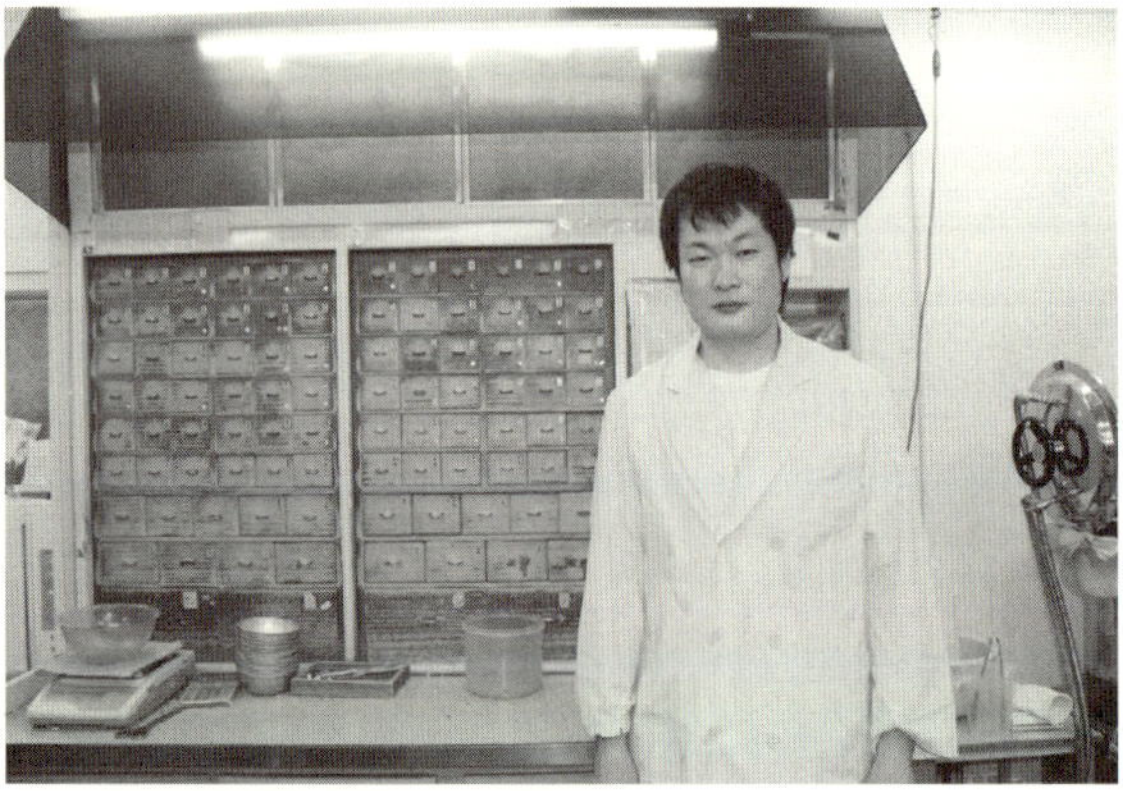

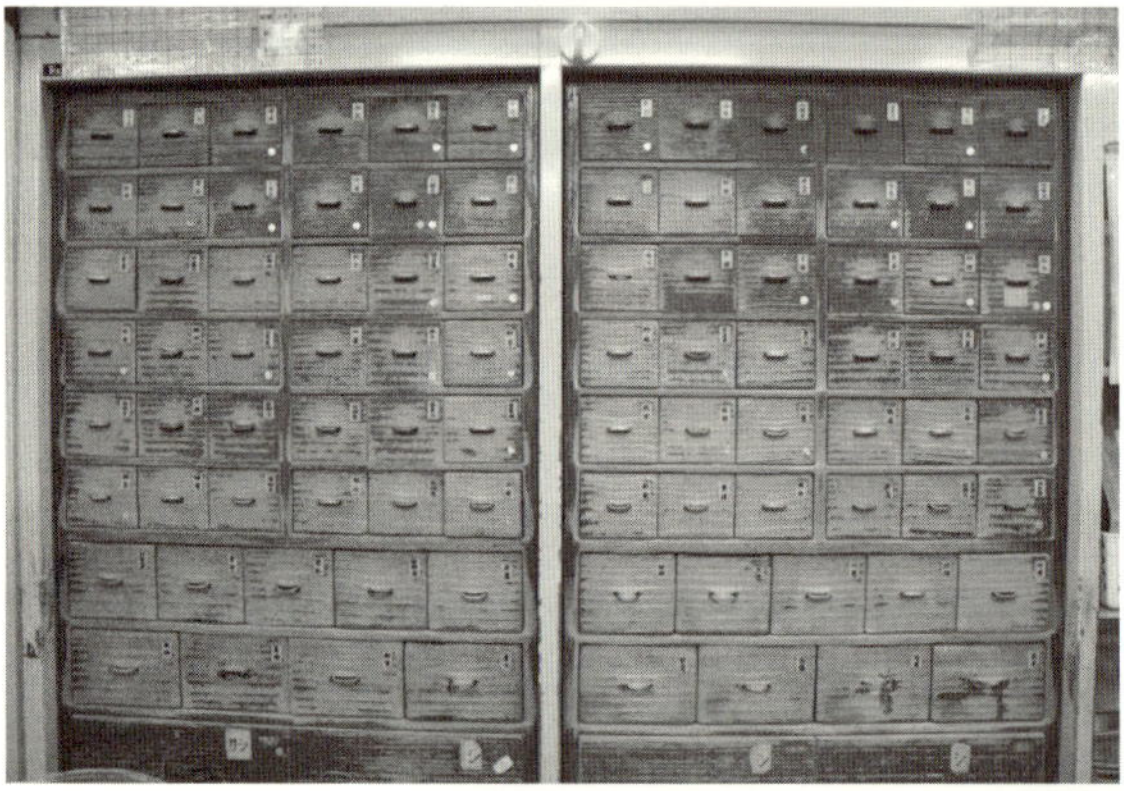

金匱会診療所薬局の百味箪笥。

薬局長・針ヶ谷先生は一番質の良い生薬を揃える事に情熱を燃やしている。
左から、牡丹皮、陳皮、山梔子、黄連(すべて日本産。牡丹皮は通常日本では流通していないが、針ヶ谷先生が尽力して揃えられた)。

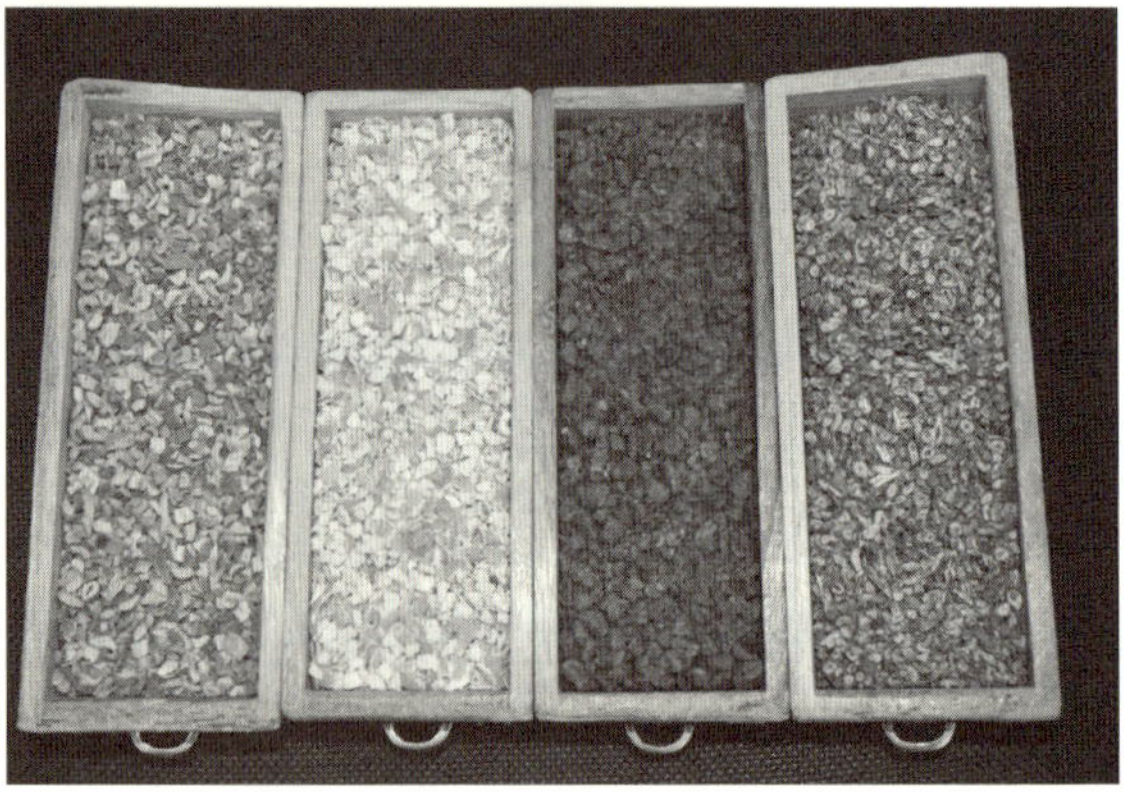

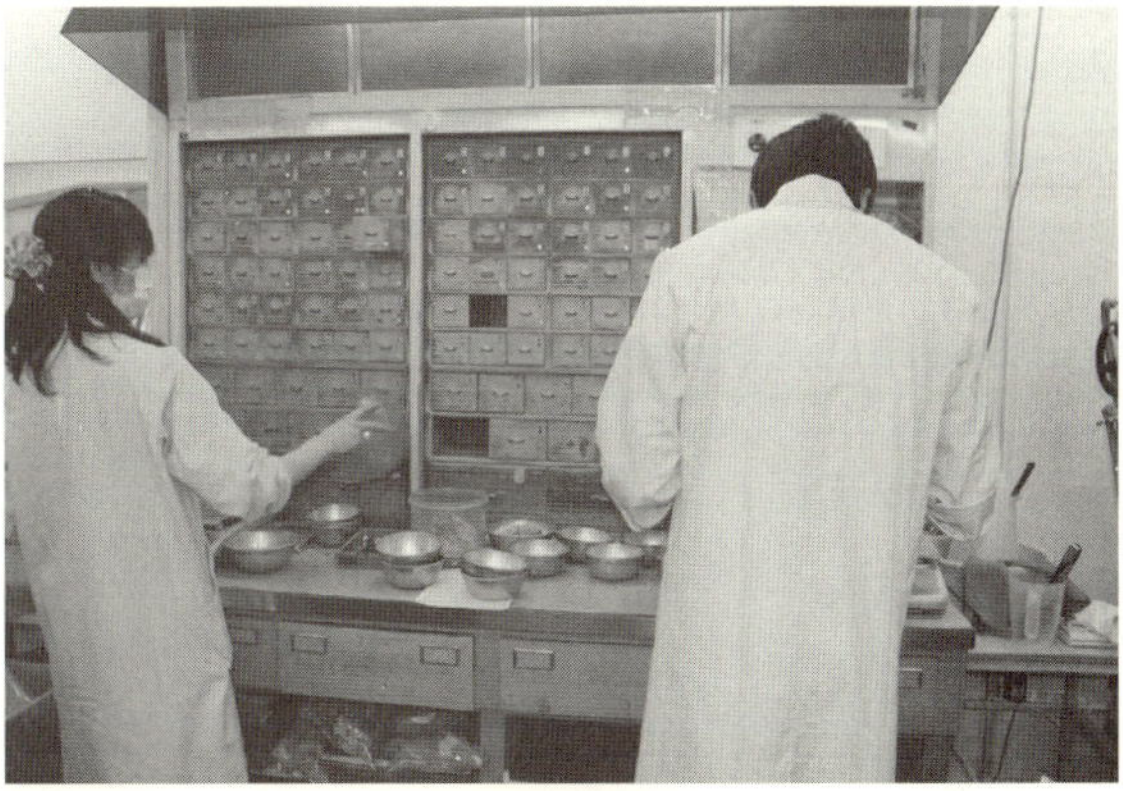

処方にもとづいて生薬を用意している所。

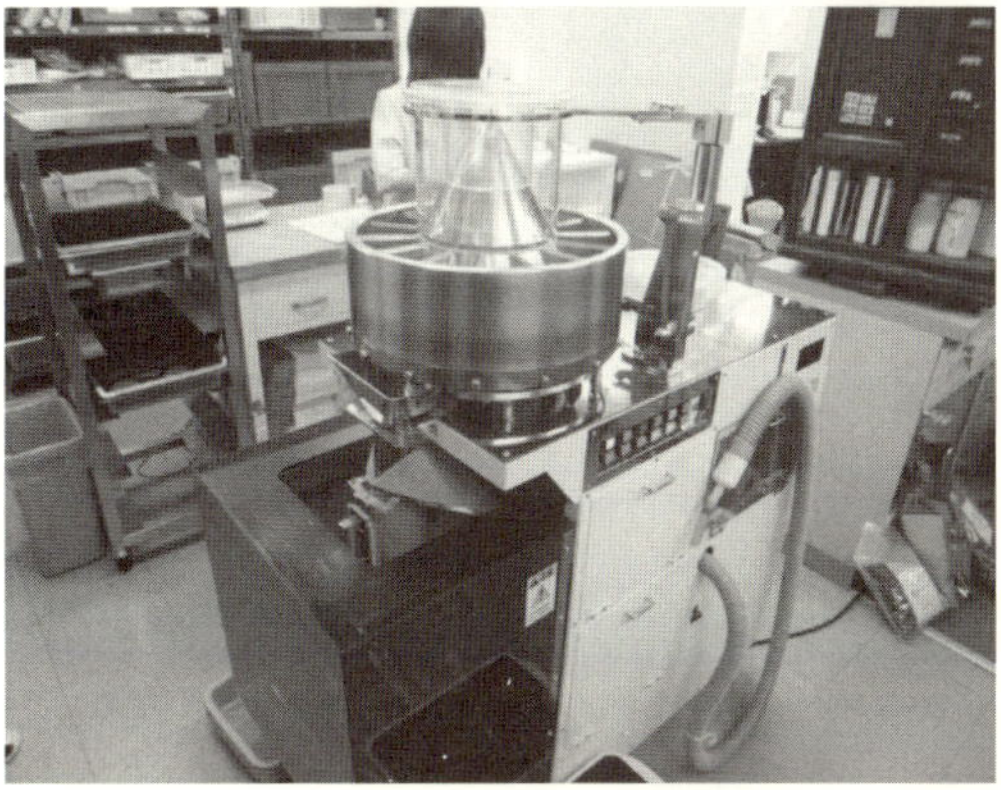

煎じ薬をつくる機械。

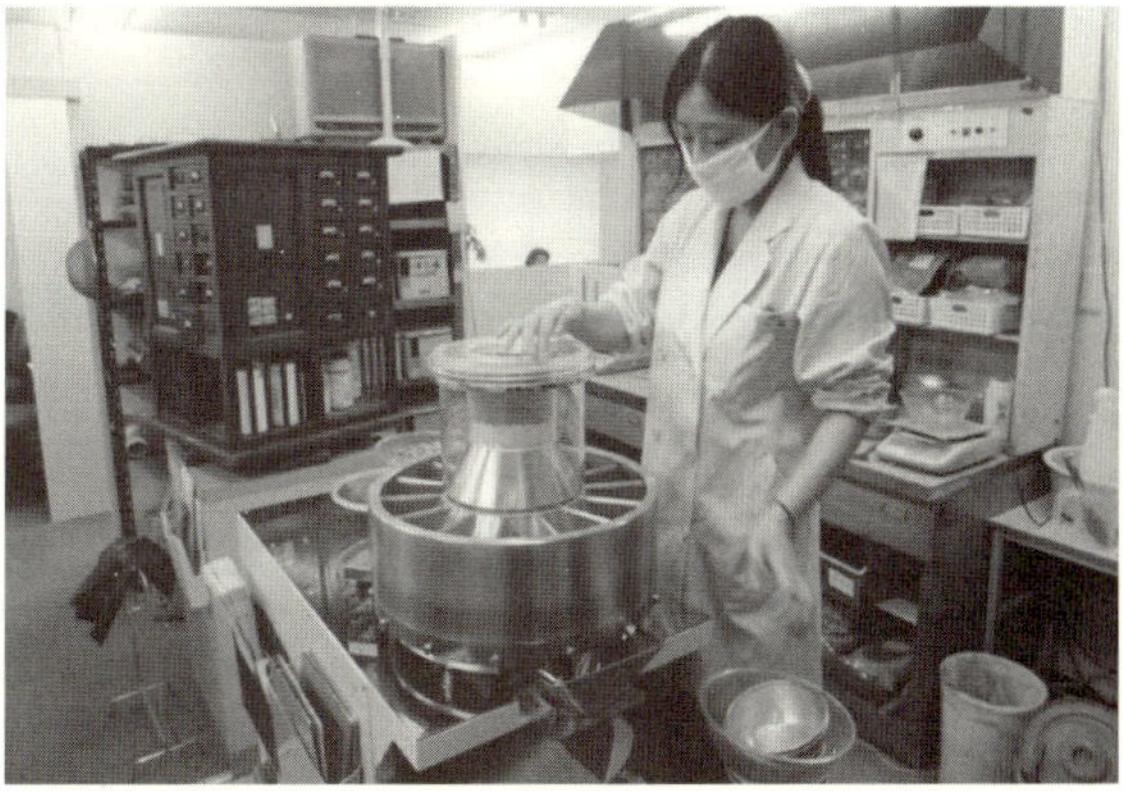

上部から生薬を入れると…。

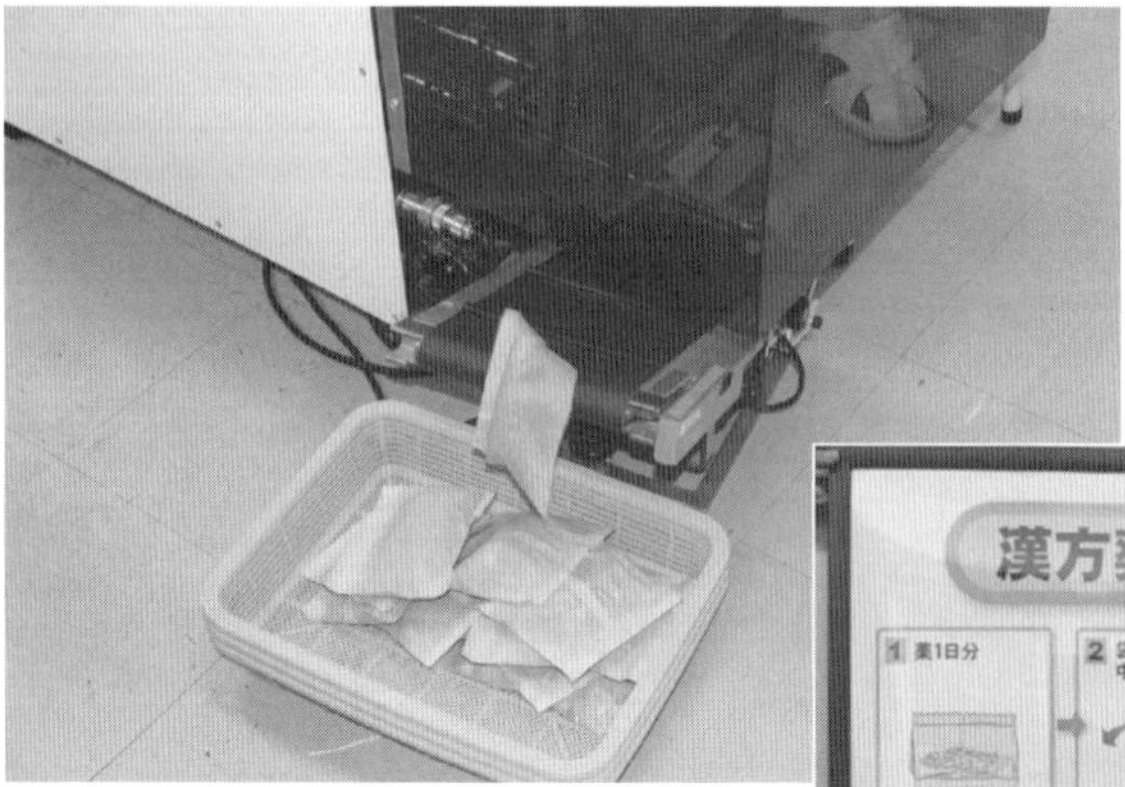

下から一日分がパックに
入って出てくる。

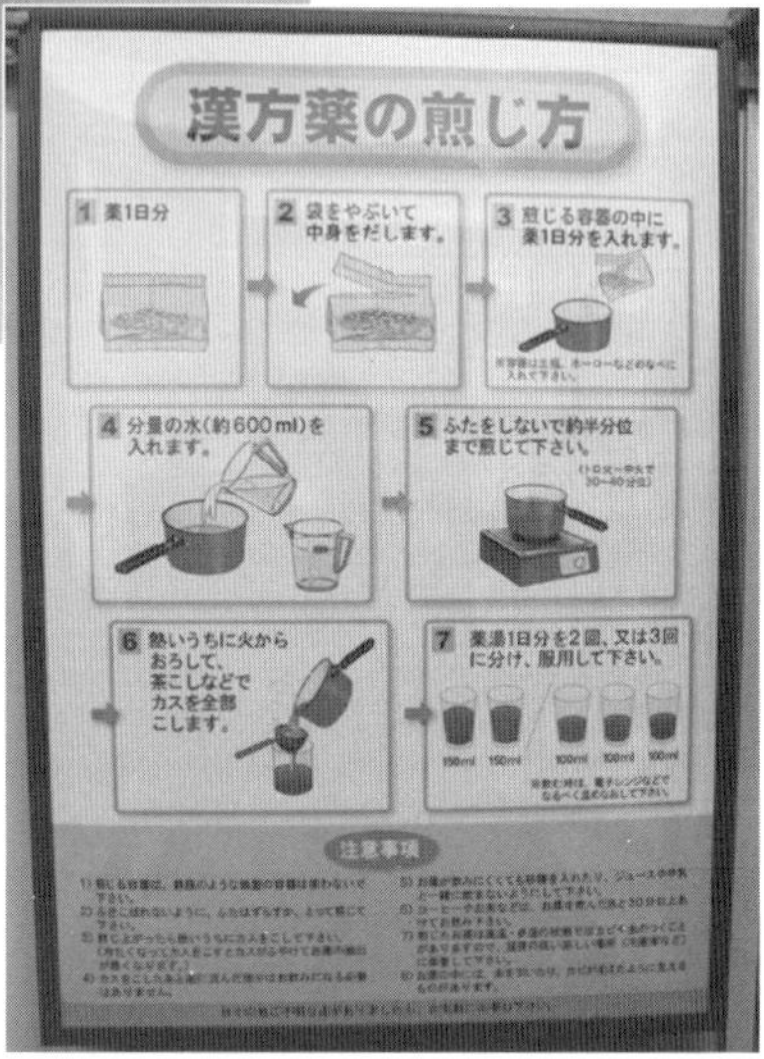
漢方薬の煎じ方
1 薬1日分
2 袋をやぶいて 中身をだします。
3 煎じる容器の中に 薬1日分を入れます。
4 分量の水(約600ml)を 入れます。
5 ふたをしないで約半分位 まで煎じて下さい。
6 熱いうちに火から おろして、 茶こしなどで カスを全部 こします。
7 薬湯1日分を2回、又は3回 に分け、服用して下さい。
150ml 150ml
100ml 100ml 100ml
注意事項

漢方薬の煎じ方の
説明書き。

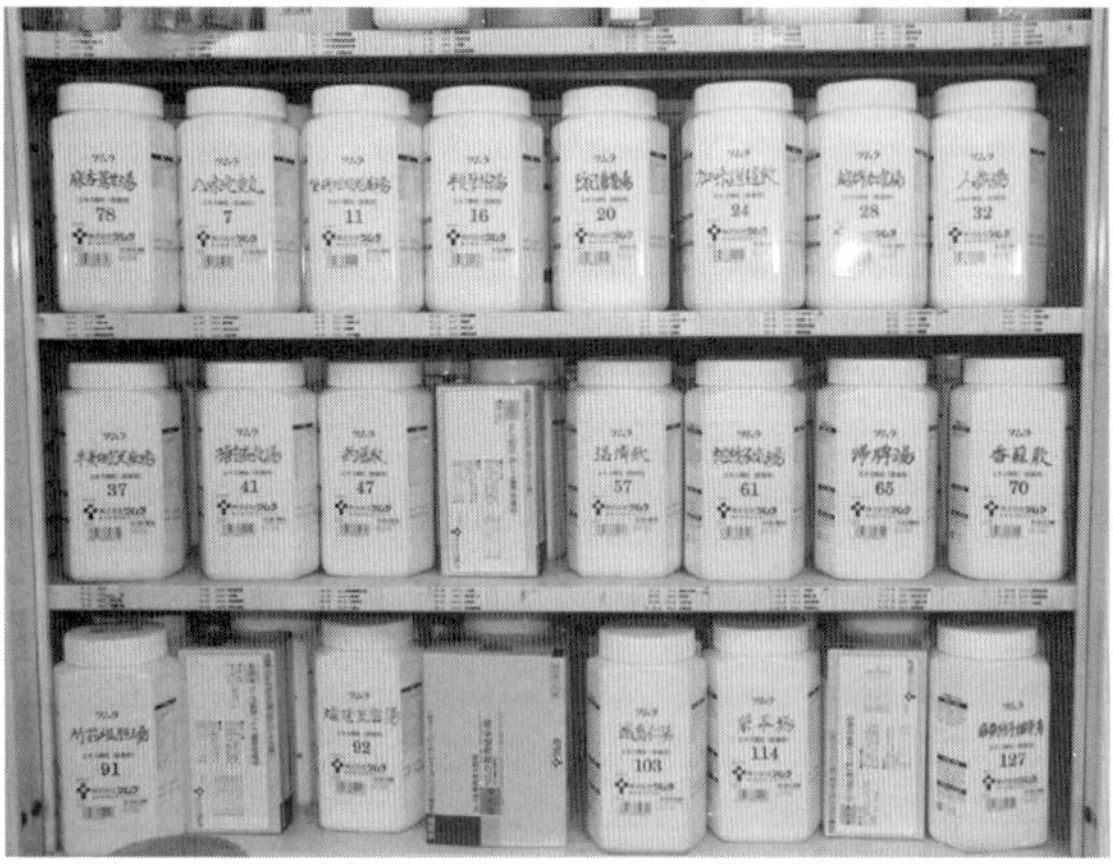

どうしても煎じが飲めない、あるいは旅行などで携帯用の薬が欲しいといったときには、漢方薬エキス製剤も用意されている。光胤先生は、例えば半夏厚朴湯などのエキス製剤は、患者さんの状態に応じてグラム数を調節しやすいとおっしゃっている。ただし、湿気に注意しなければいけないので、薬局の棚の温度湿度は非常に注意する必要がある。

金匱会診療所の医局の様子。左が山田光胤先生。現在八九歳。右が筆者・織部。背中が見えているのが沖縄から勉強に来られた堀先生。

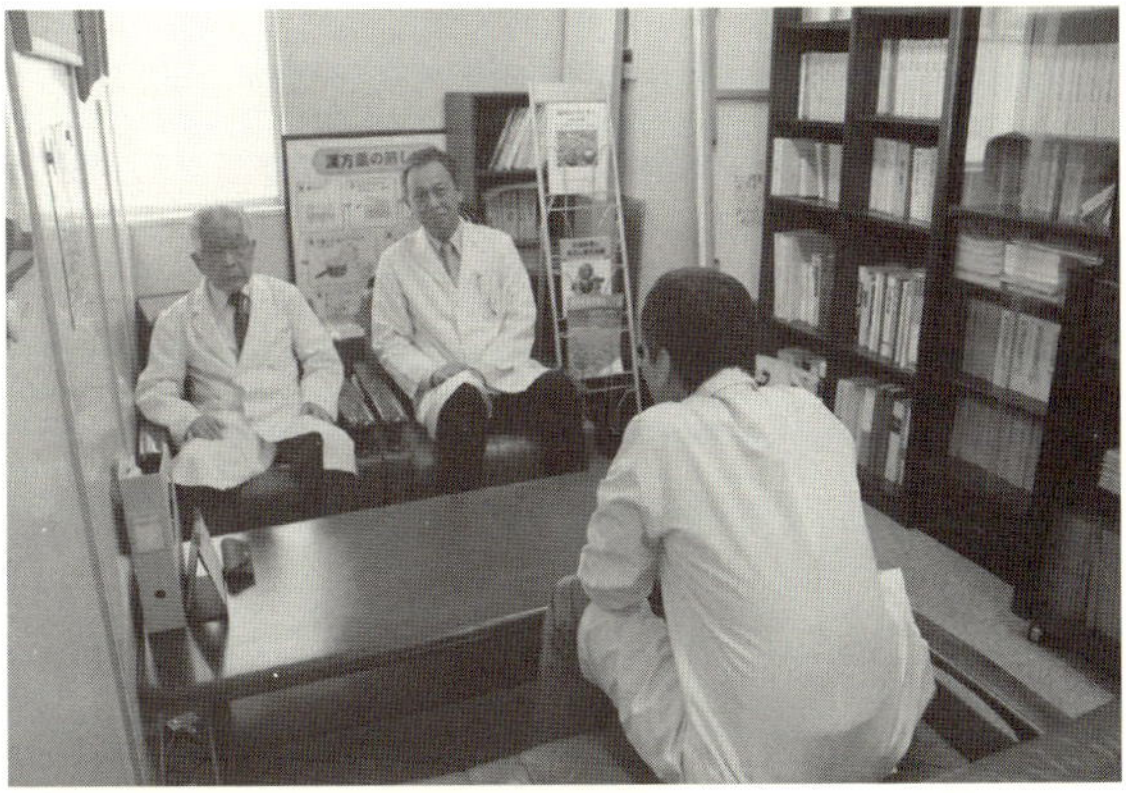

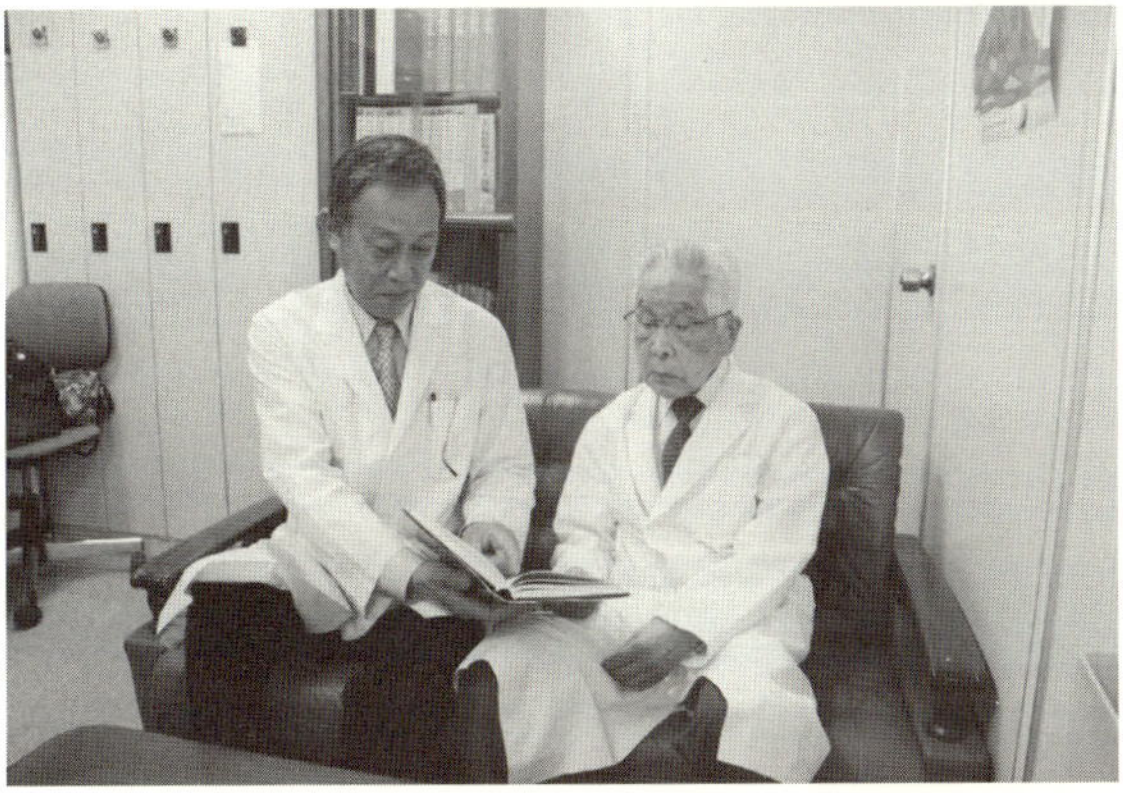

光胤先生から本を見ながら教えて頂いている筆者。

筆者と山田博一先生（光胤先生のご長子）。和田啓十郎先生から湯本求真先生、大塚敬節先生、山田光胤先生と続く学統の五代目を正式に継承されるのがこの博一先生。

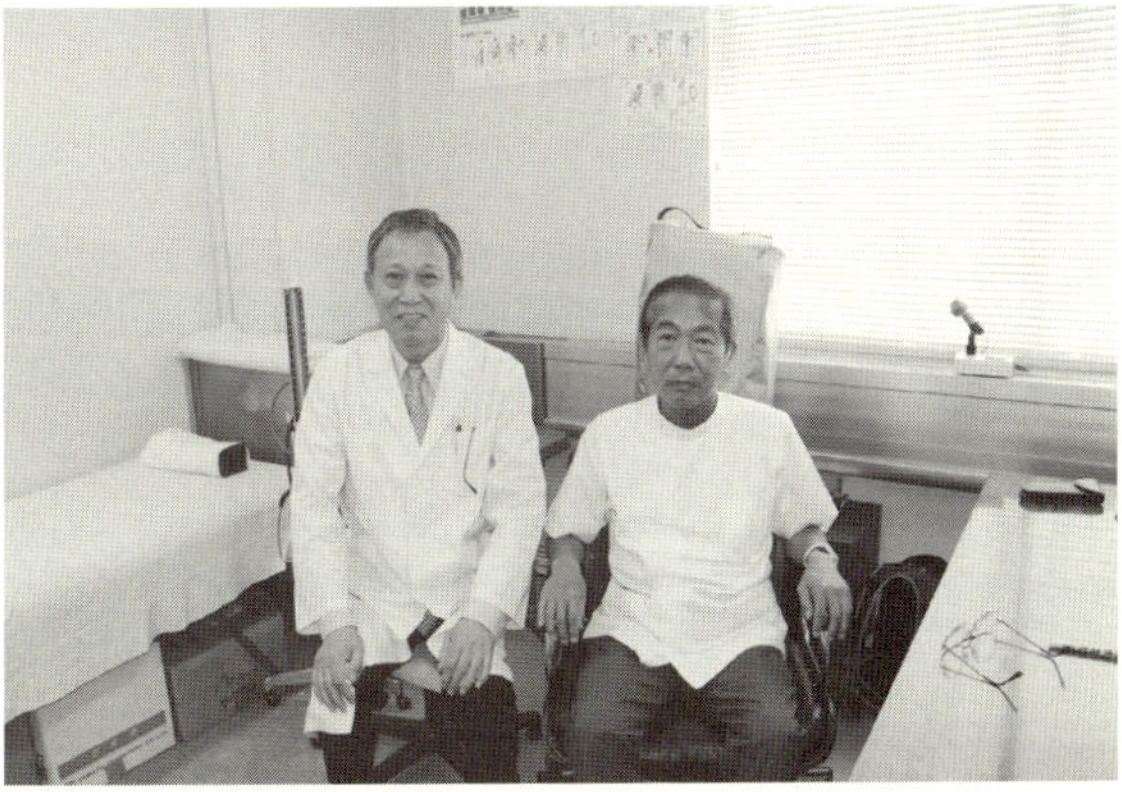

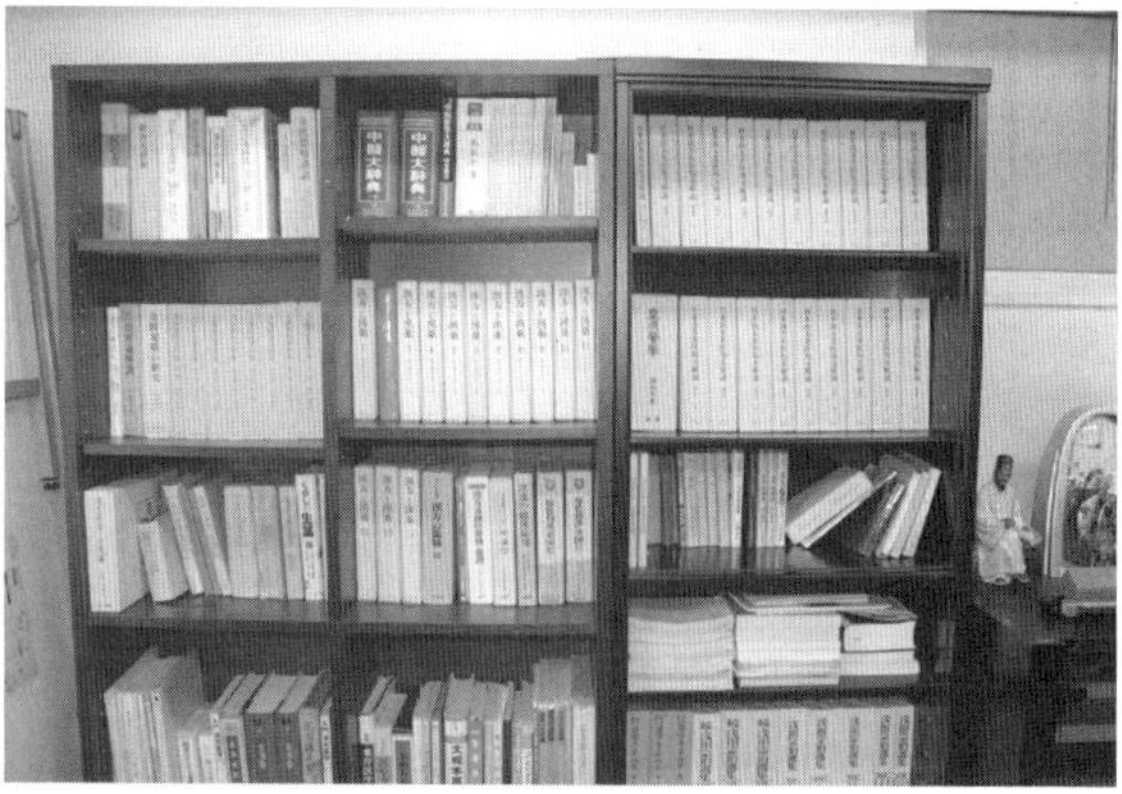

医局の中の本棚(1)。

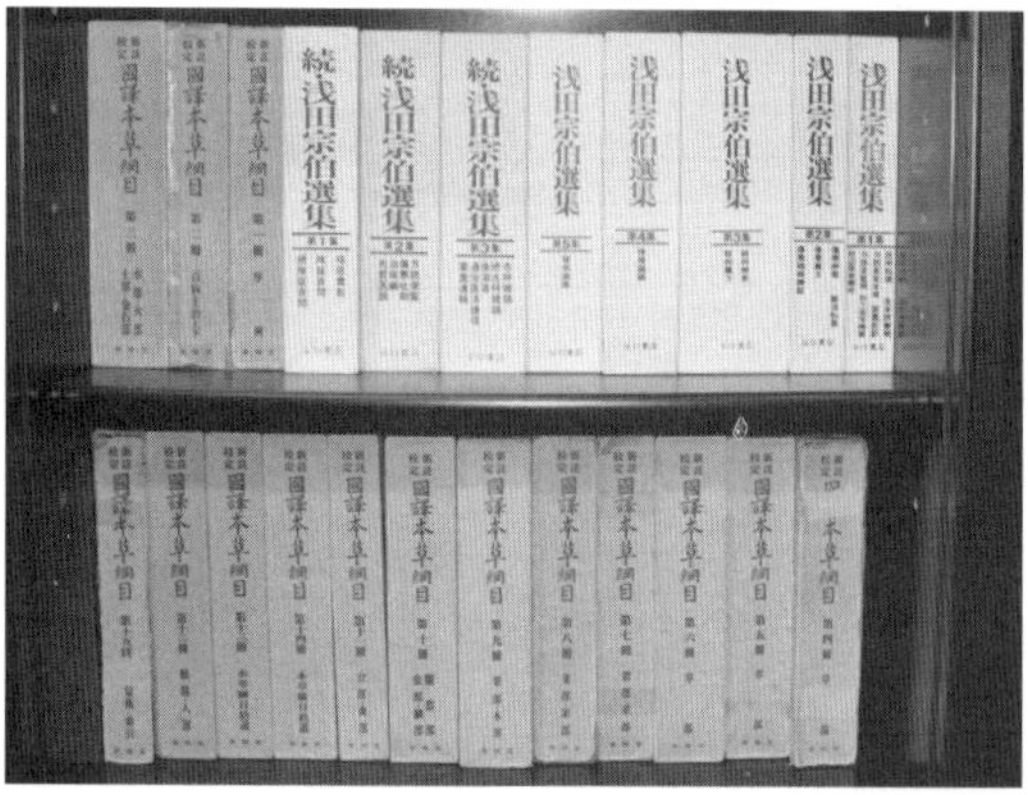

医局の中の本棚(2)。

『浅田宗伯選集』などが見える。

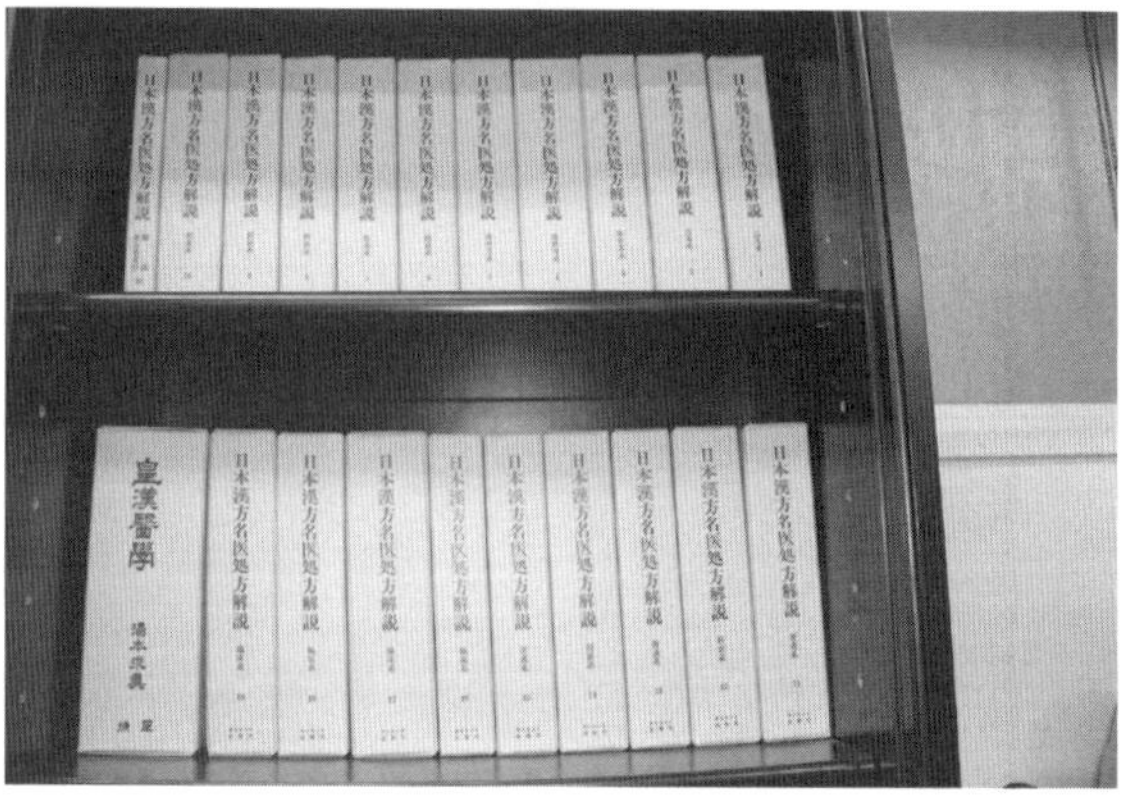

医局の中の本棚(3)。

ここに映っている『日本漢方名医処方解説』は本当に役に立つ。特に第一巻、内島保定を私は高評価している。

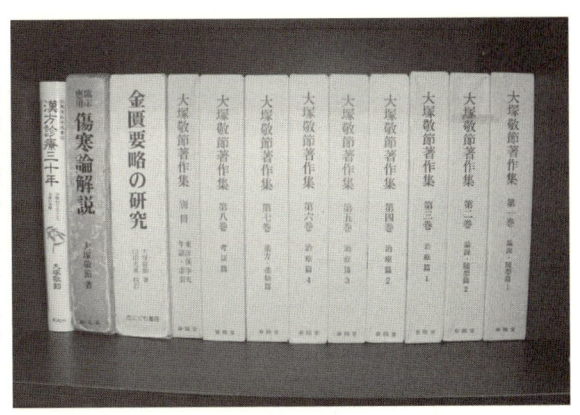

医局の中の本棚(4)。

『大塚敬節著作集』が見える。山田先生が「日本漢方をやろうと思ったら大塚敬節先生の著作集を隅から隅までに読みなさい。この中にすべてのポイントが書いていますよ」とおっしゃられた。確かにその通りだと思う。

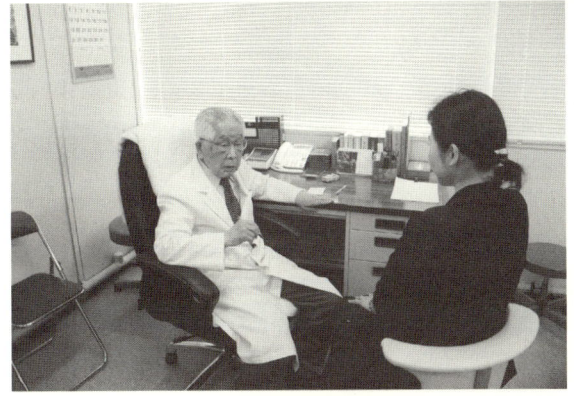

山田光胤先生の診察風景。

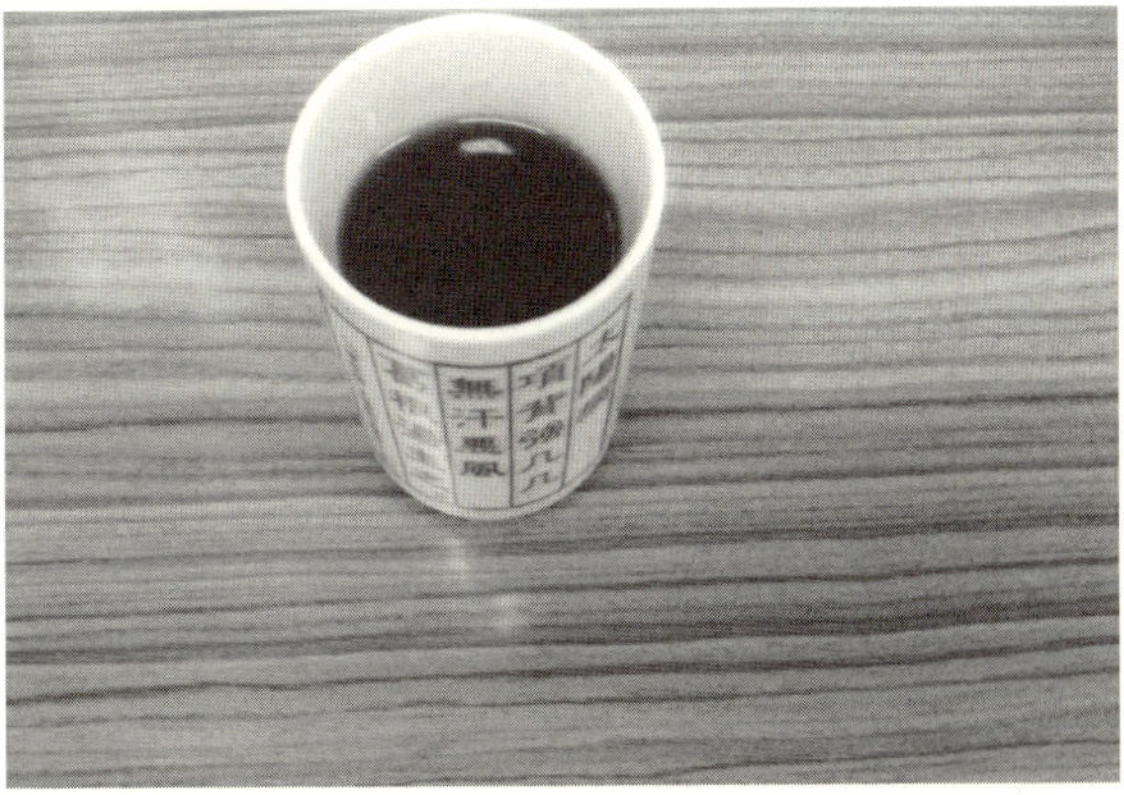

煎じ薬が出来上がった所。

アンチエイジングと盛んに言われるが、そのポイントは脾と腎。従来の補中益気湯とか六味丸だけではなくて少し賦活剤を入れるともっと元気になる。
上が反鼻(ハンピ＝マムシ)、日本産のマムシではなくて中国産の五八霜(ゴハッソウ) というもの。もちろん内臓が抜いてあるのがミソ。左下は、海馬(カイバ＝タツノオトシゴ)、右下は、鹿茸(ロクジョウ＝鹿の角)。

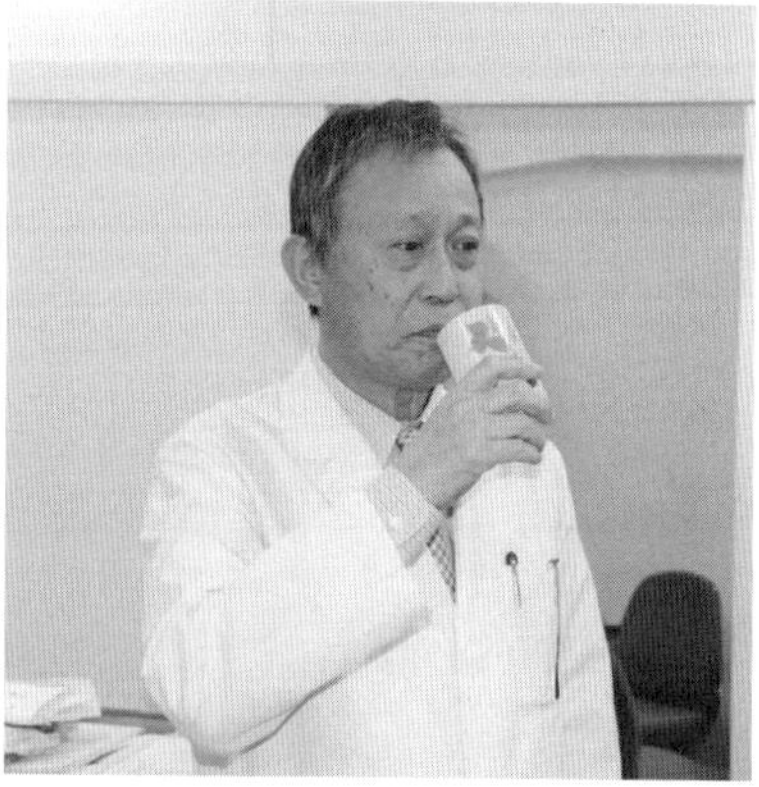

煎じ薬を飲む筆者。

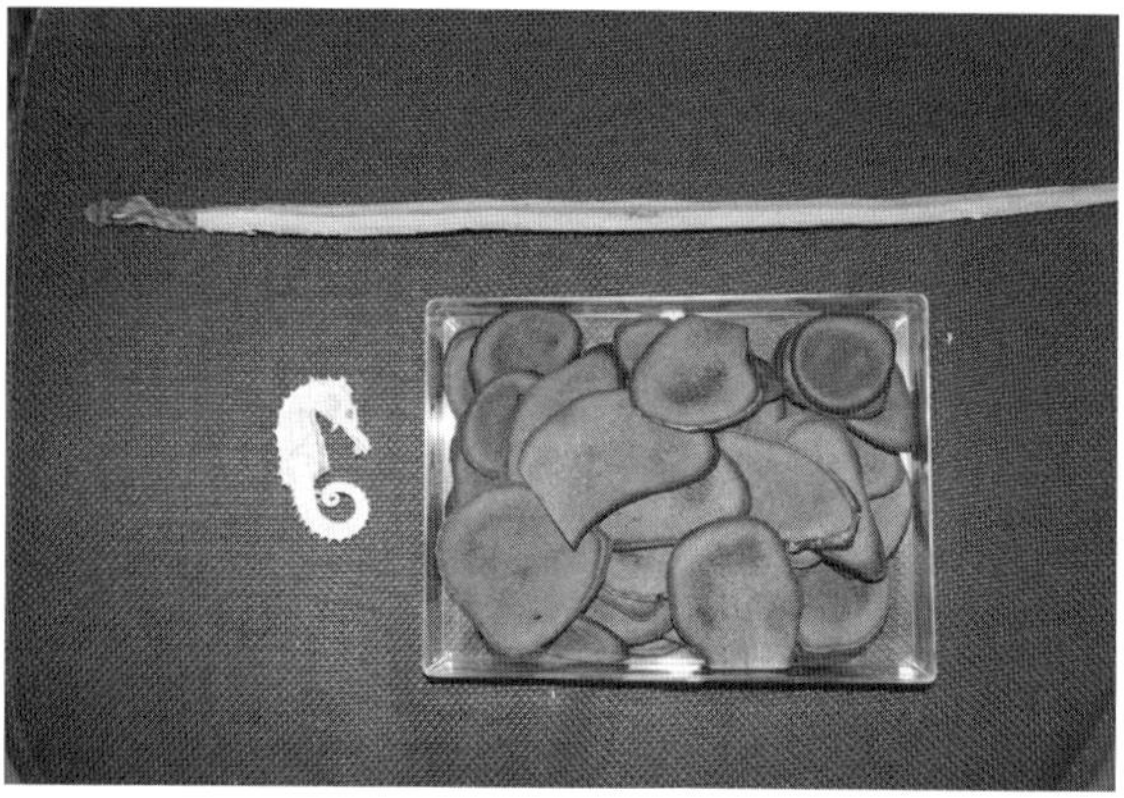

山田光胤著
『漢方の口伝～筍庵ひとりごと～』
(たにぐち書店刊)

これは大変な名著。光胤先生の医学の一番大事な所がこの本に含まれている。

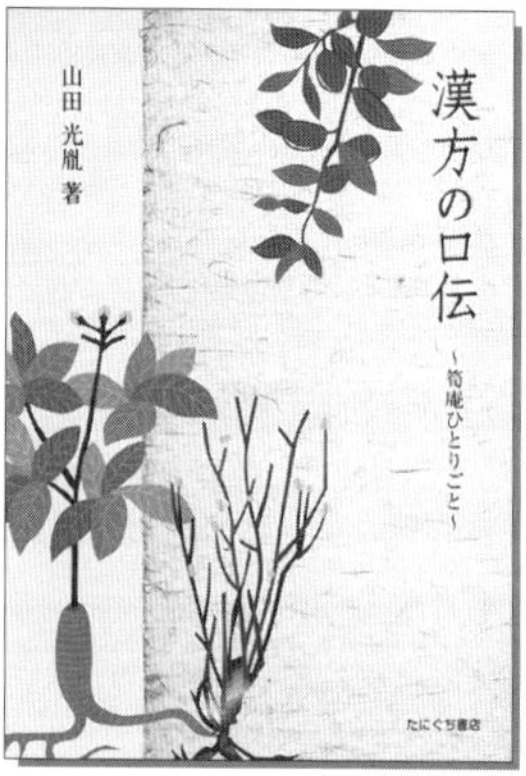

光胤先生と大塚敬節先生との出会い

（『漢方の口伝～筍庵ひとりごと～』
「腹診の要諦・繰り返して言う」より）

それは、指折り数えると、六十年以上も前、昭和十年の春であった。何月何日だったか覚えていないが、暖かい日射しのある日だった。その朝、父の背に負われて、初めてのお医者さんへ、診察を受けに行った。省線（当時。今はＪＲ）飯田橋駅で降り、堀端の電車（当時の市電）道を暫く歩いて、その大通りを右へ曲ってすぐの裏道の角に、丸太の門柱の家があった。門には、板に墨で書かれた看板が掛かっていた。たしか、「漢方大塚医院」とあったと記憶している。

これが、大塚敬節先生との出会いであった。それは、それより四年ほど前から、慢性腹膜炎になり、近辺の医師や、名門Ｊ医院などの治療を受けたが快癒せず、その一年ほど前からは腹水が溜って腹がひどく膨満し、下を向いても自分のお臍も、ちんちんも見えないほど大きな腹になってしまった。

そうなる前にも、Ｊ医院の部長から、死を宣告されたり、急に全身が冷たくなって危篤状態になったりしたことがある（と後年父母から聞かされた）。

初めて会った大塚先生というお医者さんが、和服を着て袴をはいた上に白衣を付けておられるのを不思議に思った。今迄かかったお医者さんと随分違うのである。

だが、先生も、鼻下に僅かな髭をつけられていたのが、如何にもお医者さんらしかった。以来、三年間余り、毎週のように先生のもとへ通って診察を受け、薬（漢方薬）をいただいた。

ところで先生の診察は、最近の様子を聞きとるていどの簡単な問診のあと、すぐに診察用寝台に上向きに臥かされ、両手の手くびを握られて、時間をかけて脈を診られた（望診、問診は既になされていたのであろう）。

さて、ここ迄書き進んで来た。実はこれから書こうと思うことは、予てより考えていて、既に発言していることを、又改めてのべるものである。耳にたこの向きもあろうか。

先生の診察は、脈診に次いで腹診をされた。その腹診は、先ず、そっと腹部の表面に、温かい手でふれられ、少しずつ手のひらに、ごく軽く力を入れて、腹部全体を押された。この時点で、私は何ともいえない安堵感を覚える。そのうち、指先をそろえてやや力を入れ、腹部の各所を押された。時として私は「あっ」と声を挙げるような痛さを感じたが、それも一瞬である。今考えると、肋骨弓の直下、季肋下部を押して胸脇苦満を調べられたのだろう。

実は私は、今でも右季肋下に、抵抗・圧痛を呈する胸脇苦満が残存している。腹膜の炎症が治癒した痕跡が、残っている為である。

先生の診察が終ると、私は安心して帰路に就いた。

数回父が同伴したあと、往きは一人で、電車に乗って通院し、帰途は、夕方、父が迎えに来てくれて、一緒に帰ったものである。そして、熱発や腹痛のない日は、大きなお腹をかかえながらも学校へ行った。

私の経験によれば、大塚敬節先生の診察は、証を判断する手技ではあったが、同時に、患者に安心感を与える治療でもあったと思う。その最たるもとは、先生の温顔と、腹診にあったのである。

繰り返す様ではあるが、漢方の腹診は、診察法ではあるが、治療を兼ねるものでなければならないと思う。

触診する手や指先に、満身の力を込めるようにして患者の腹を圧迫するのは、腹診ではない。「それは拷問だ」と筍庵は言う。腹診の要諦は、患者に苦痛を与えないことである。更に言えば、患者に安心感を与えるものでなければならない。

山田光胤先生の略歴

山田 光胤（やまだ・てるたね）
本名 照胤（てるたね）号 筍庵（じゅんあん）。
大正十三年、東京生まれ。昭和二十六年、東京医科大学卒業。医学博士。漢方医学は医学生時代から、後に岳父となった大塚敬節先生について学ぶ。昭和三十二年、日本最初の漢方医療施設・医療法人金匱会・中将湯ビル診療所の創立時より勤務し、爾来漢方ひとすじ。所長を経て、現在名誉所長・理事長（金

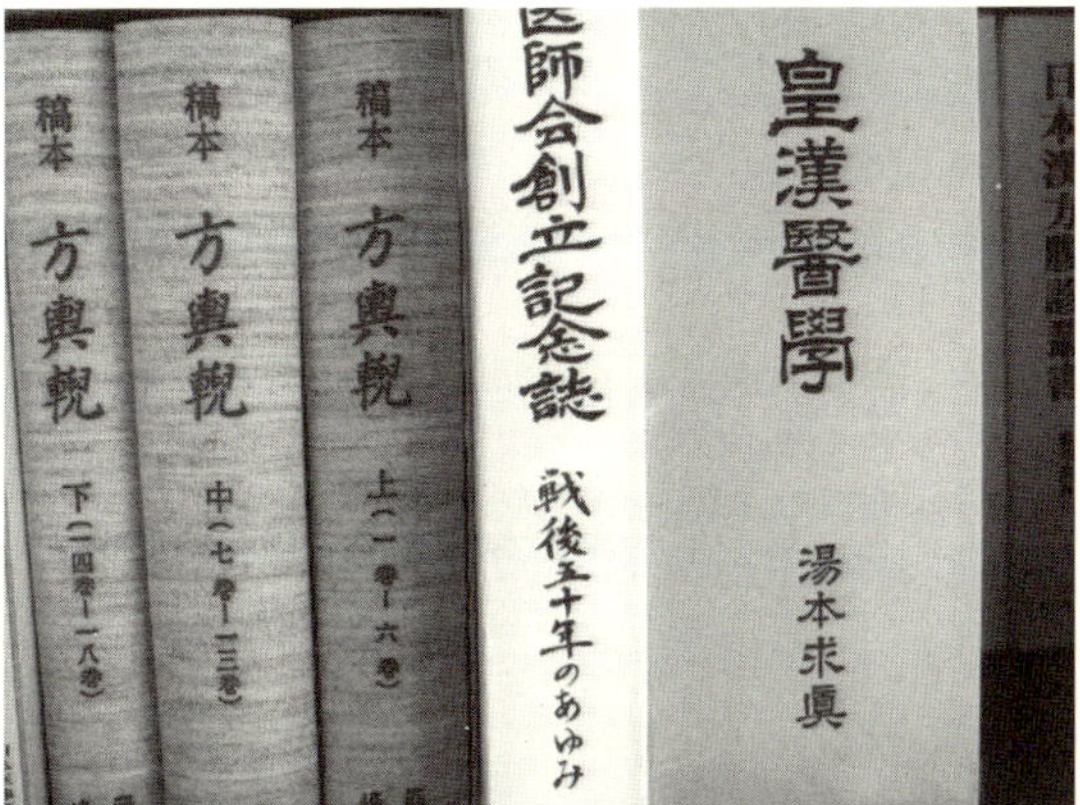

金匱会診療所医局にある湯本求真著『皇漢醫學』

匱会診療所と改称)。日本東洋医学会・理事・会長、第四十回学術総会会頭、第六回国際東洋医学会会頭、第六十回日本東洋医学会学術総会名誉会頭等を歴任し、現在名誉会員。
○大塚敬節先生の師は、湯本求真先生である。
○主要テキストは『皇漢醫學』。
○ポイントは、自家中毒説にあると思われる。

繁用処方或は得意処方(織部和宏)

(『漢方の臨床』二〇一〇年六月号・巻頭言より。)

私達の主要テキストのひとつに湯本求真先生の『皇漢医学』がある。その総論の中に「瘀血の害毒」に「伝染病は自家中毒なる前提あるにあらざれば成立する能わず」「伝染病の過半は其病原体に基きて治を施すべきにあらず、其の発現する証に随いて治すべきものなり」の論説が求真先生の繁用処方を理解する上で大変参考になる。即ち病気になるのは自家中毒(体の中の食毒、水毒、血毒)があるためで、それがあると伝染病にかかりやすくなるし、また色々な慢性疾患をおこす根本原因なので、漢方薬等でそれらを除去することこそ根治療法になると言った内容で、未完の著書となった『医界の爆弾』に詳述されている。吉益東洞の万病一毒説を多分参考にされたと思われる。その理論の腹診所見に基づき、求真先生がよく使用されたのが大柴胡湯合桃核承気湯合大黄牡丹皮湯(加石膏)に代表される処方群である。しかも各生薬の量、とくに石膏などはとてつもなく多いので、私などはビビってしまう合方である。

しかし求真先生は御自身の脳出血後もほぼ最期までこの処方内容を服用されていたの

で、信念が固かったのだと思う。

瀉剤

私も、湯本求眞先生、大塚敬節先生、山田光胤先生の流れを継ぐ者ですので、当然、体が虚しても、体の中に「毒」があれば、その「毒」を排毒するという治療は、非常に重要な治療法として行っている。

以下は、私達のグループ（織部塾）の一人で、私の弟子の山下太郎先生の、糖尿病性の足の壊疽についての症例である。

糖尿病性足壊疽

・下肢切断に関しては、切断例の五〇パーセントが切断後二〜五年以内にもう一肢の下肢切断に至る。

・切断後の予後はきわめて不良で、五年生存率は四〇パーセント、特に大切断が施行された例では五年以内に六八パーセントが死に至る。

［症例］五四歳　男性

〈家族歴〉父親、糖尿病

〈既往歴〉三六歳、十二指腸潰瘍

〈現病歴〉平成二四年七月三〇日、視力障害が気になるとのことで、大分市内眼科医療機関を受診。眼底出血を認め、光凝固を開始。糖尿病性網膜症によるものと診断され内科受診を勧められて、当院内科受診。八月四日、治療目的に当院入院となる。この約半月ほど前に、右足に傷ができ様子を見ていたが、だんだんとひどくなり潰瘍も形成するようになってきていたという。

〈現　症〉身長一七五センチ、体重七三・四

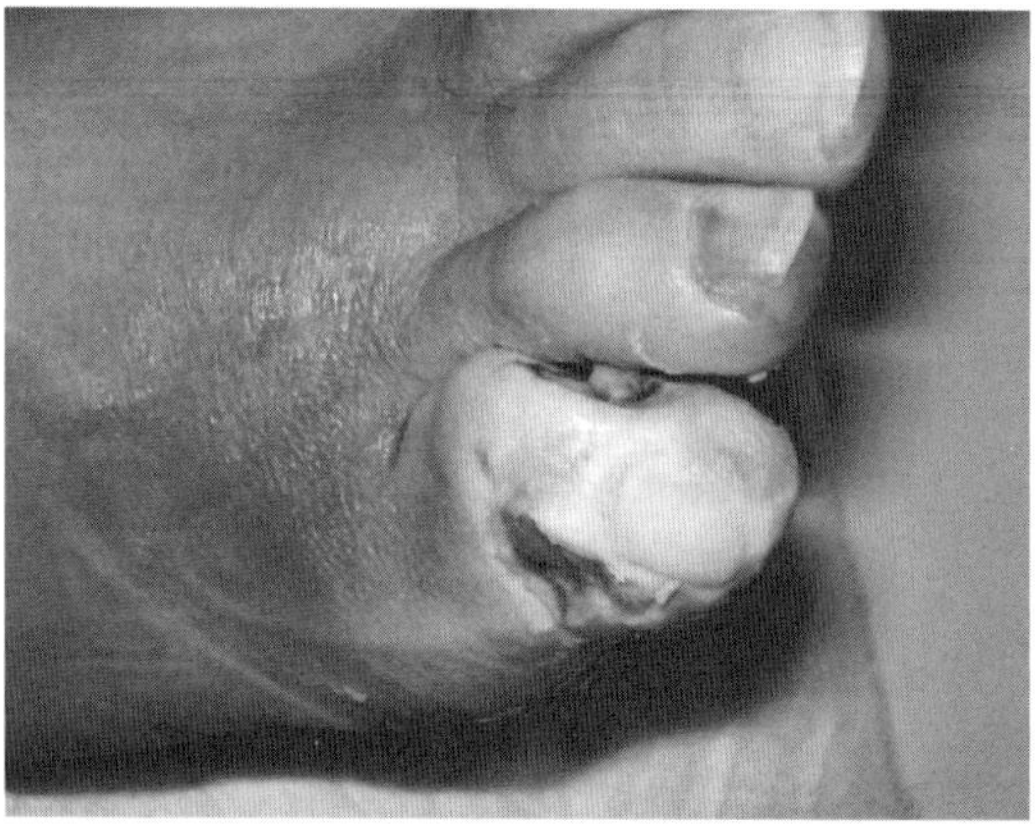
糖尿病性の足の壊疽。
このまま進行したら小指はどうなるだろうか。

キロ。血圧一三八／八四㎜Hg、脈拍七〇／分（整）。
胸部心音：Ⅰ（↓）Ⅱ（↓）、雑音（－）。
呼吸音：正常肺胞呼吸音、ラ音（－）腹部平坦、軟。
神経学的評価：両側下肢の温痛覚低下。右第五趾の腫脹、潰瘍形成。両側足背動脈は弱いながらも触知可能。
〈東洋医学的評価〉
望診：体格はガッシリ型、右足を引きずる。
聞診：右足から悪臭が漂う。問診では足の疼痛は感じない。口渇強く、冷水を好む。汗は多い。尿頻回、大便一行／数日、硬便。
脈診：沈弦細。舌診やや紅舌、やや黄色がかった白苔（＋）、舌下静脈怒張。
腹診：腹力充実、両側の胸脇苦満強、左小

腹に抵抗感あり。

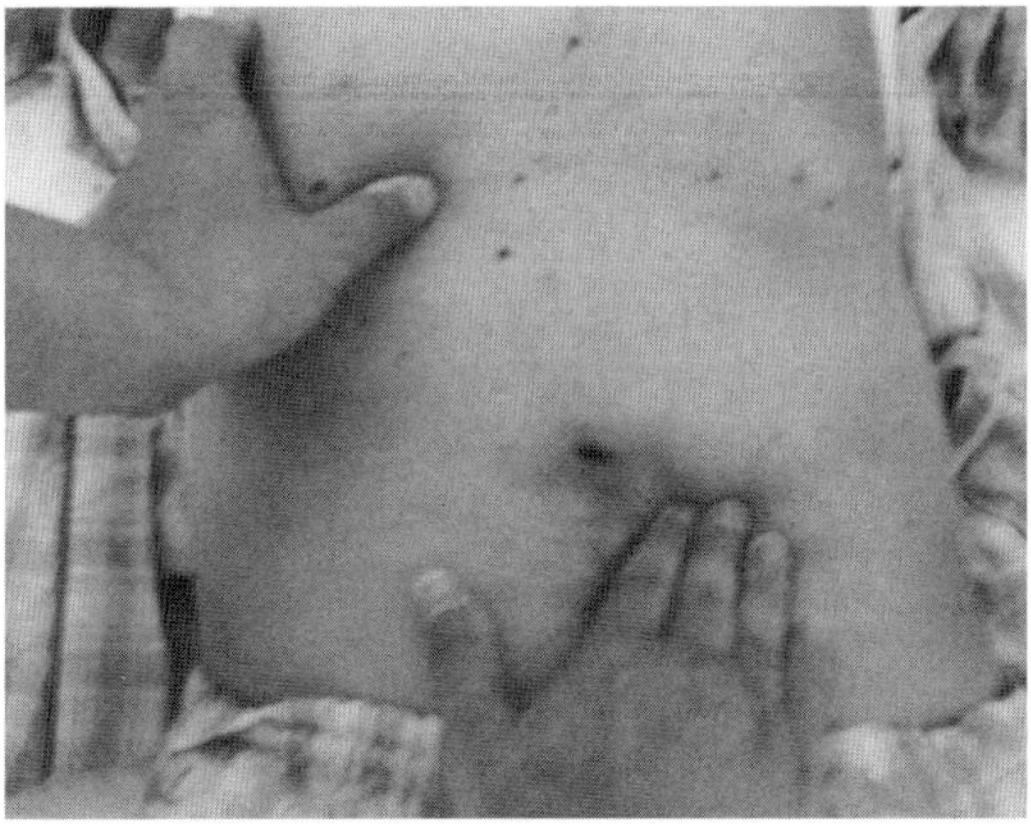

腹診の様子。

〈西洋医学的評価（採血）〉

TP	7.8g/dL	BS	349mg/dL
Alb	3.9g/dL	HbA1c（JDS）	11.4%
BUN	14.8mg/dL	HbA1c（NGS）	11.9%
Cr	0.96mg/dL	WBC	6480/μL
AST	8U/L	Hb	13.2g/dL
ALT	6U/L	Plt.	29.3Å˜10/μL
LD	123U/L	CRP	4.40 mg/dL
ALP	349U/L	U-Ket.	(－)
TG	148mg/dL	U-OB.	(－)
HDL-C	42mg/dL	U-Sug.	(3＋)
LDL-C	122mg/dL	U-Alb.	(－)

〈西洋医学的評価（画像）〉

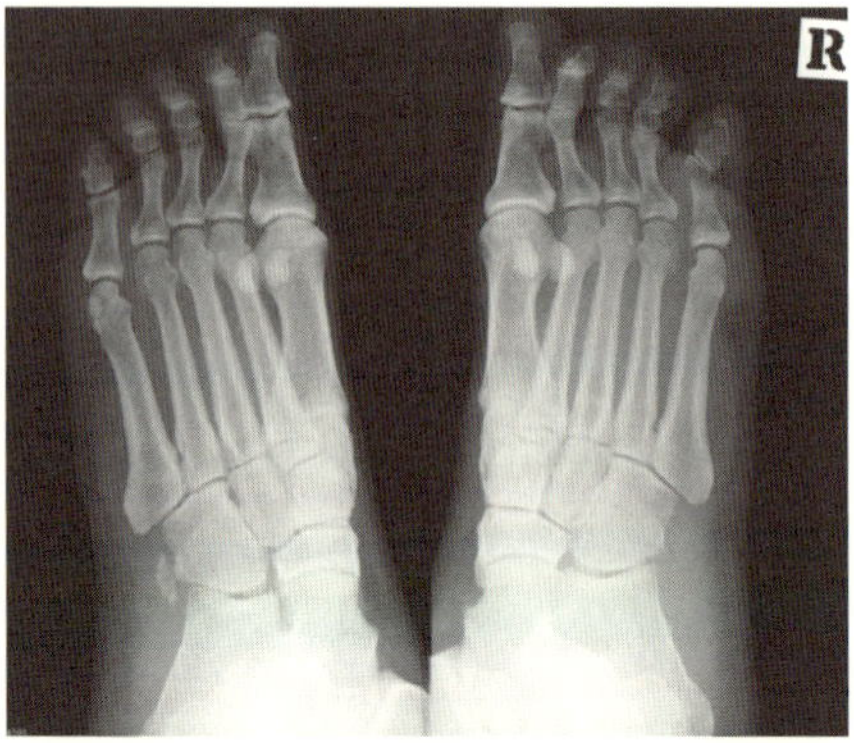

足のレントゲン画像。

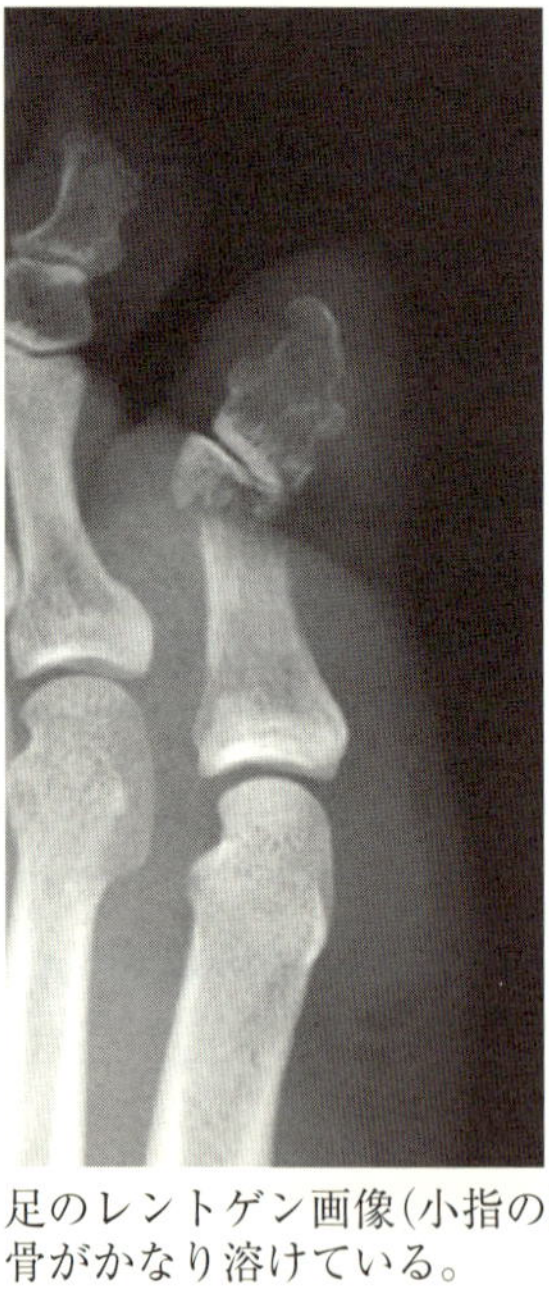

足のレントゲン画像（小指の拡大）。
骨がかなり溶けている。

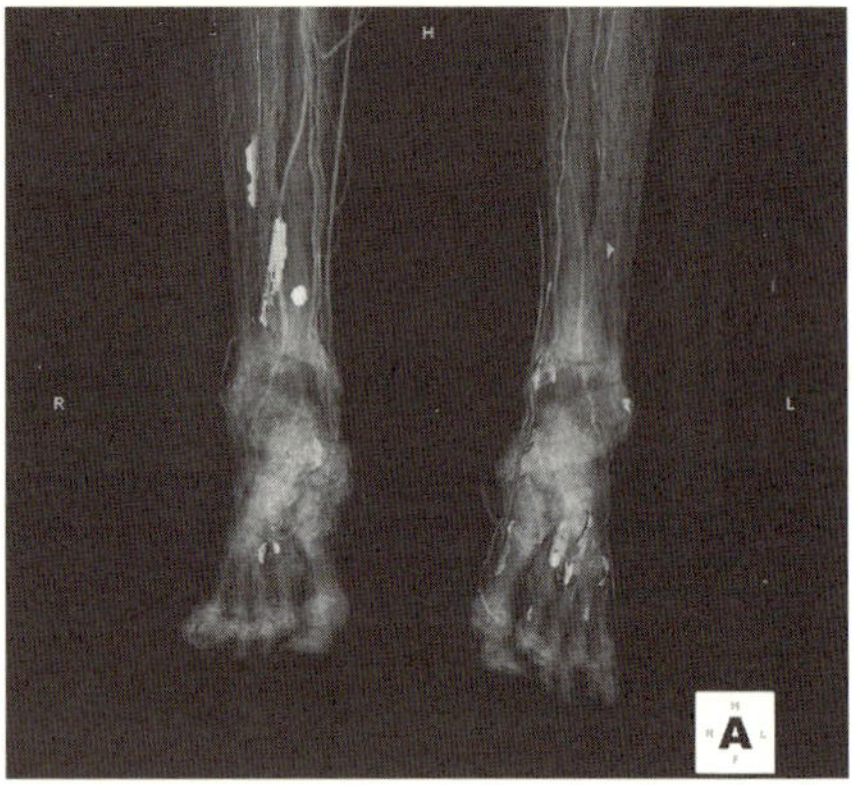

血管造影のレントゲン写真。

〈治療〉糖尿病及び糖尿病性足壊疽と診断。強化インスリン療法による血糖コントロール開始とともに抗生剤（SBT/ABPC）点滴投与、局所洗浄、湿潤療法開始。眼底出血もともなうため、抗血小板剤などの投与は行わないこととした。

　東洋医学的には少陽病瘀血証と考え、大柴胡湯七・五グラム／日、桃核承気湯七・五グラム／日、大黄牡丹皮湯七・五グラム／日を投与開始とした。

　毒によってこうなっているわけであるので、いくら体力が弱っていても、その毒を排毒しないと治らないと考えたのである。

〈経過〉

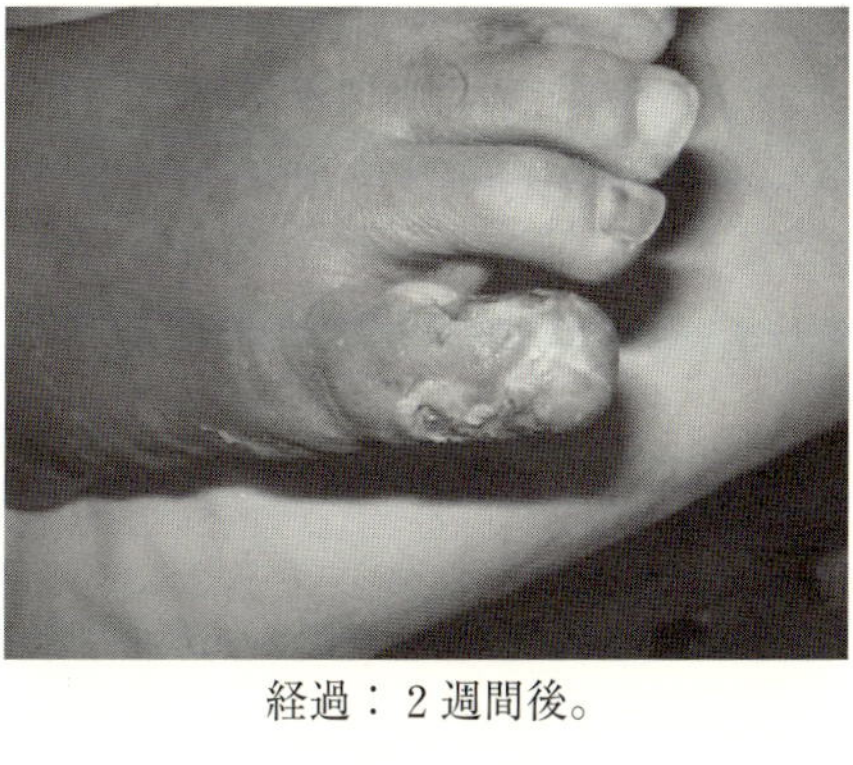

経過：２週間後。

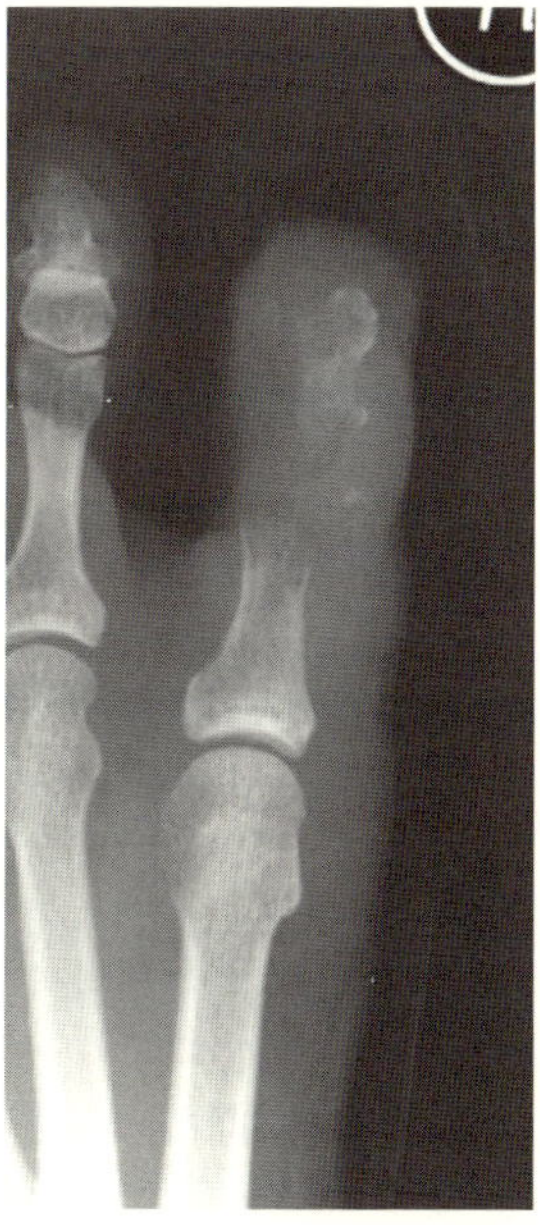

経過：３週間後。
まだ骨は溶けている。

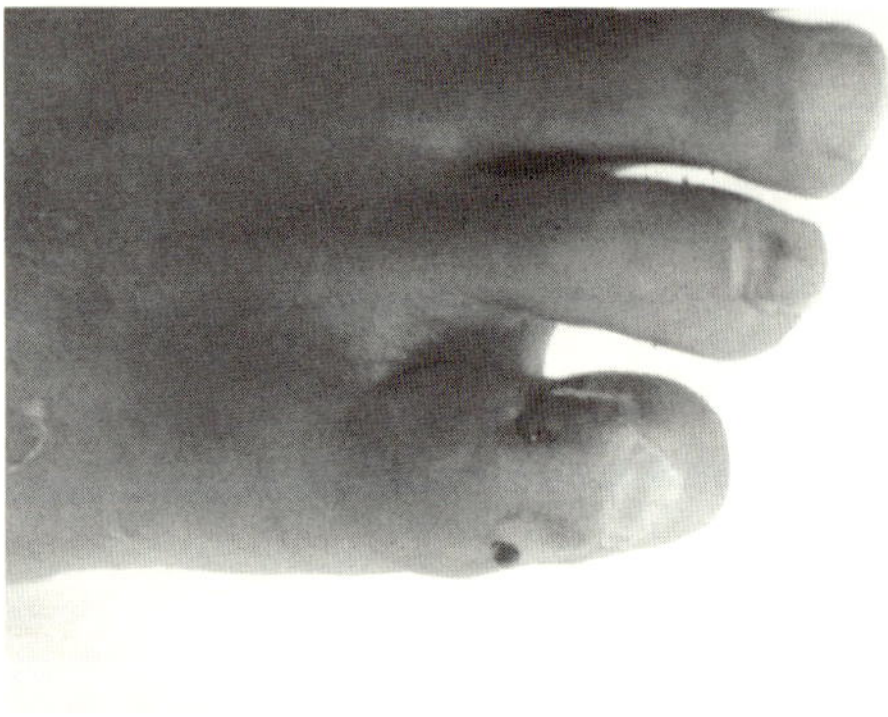

経過：４週間後。

HbA1c（JDS）8.6パーセント
HbA1c（NGS）9.0パーセント

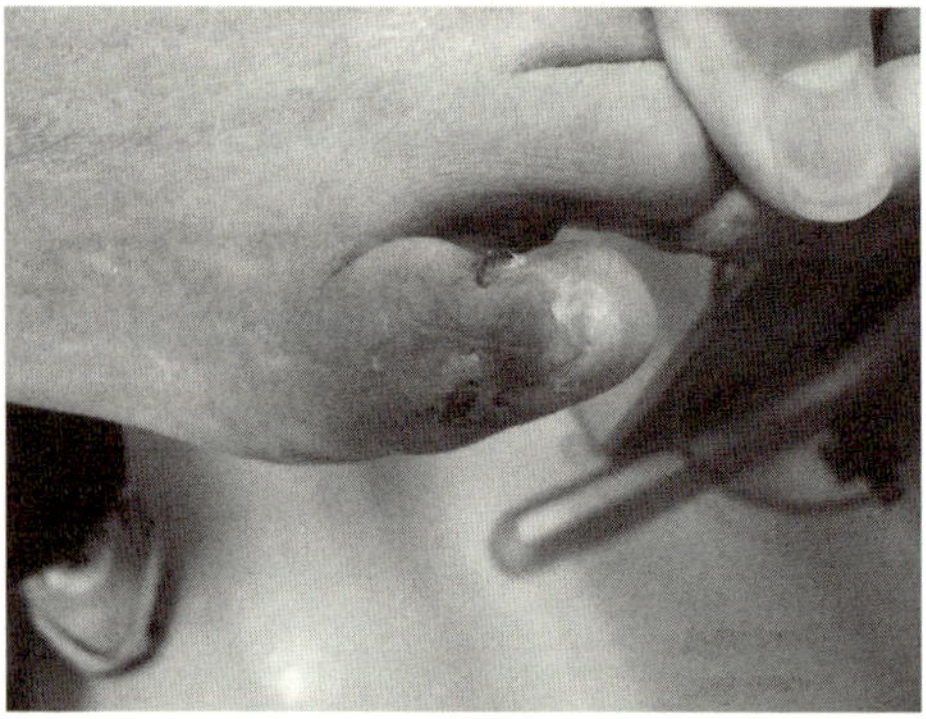

経過：６週間後。

HbA1c（JDS）6.7パーセント
HbA1c（NGS）7.1パーセント

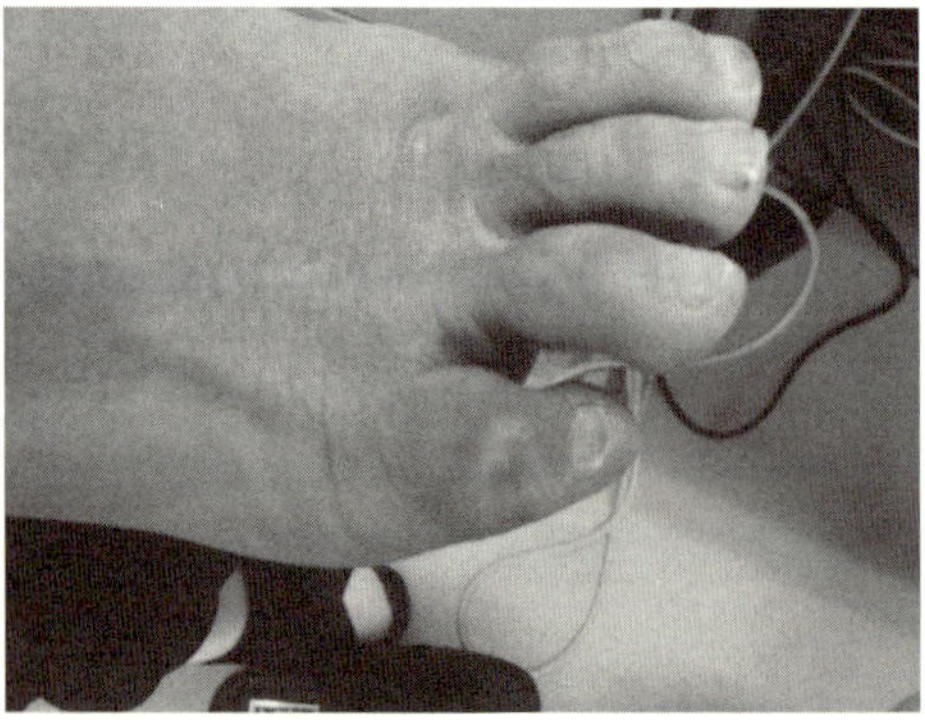

経過：15週間後。

ずいぶんまともな足に戻ってきた。

経過：19週間後。

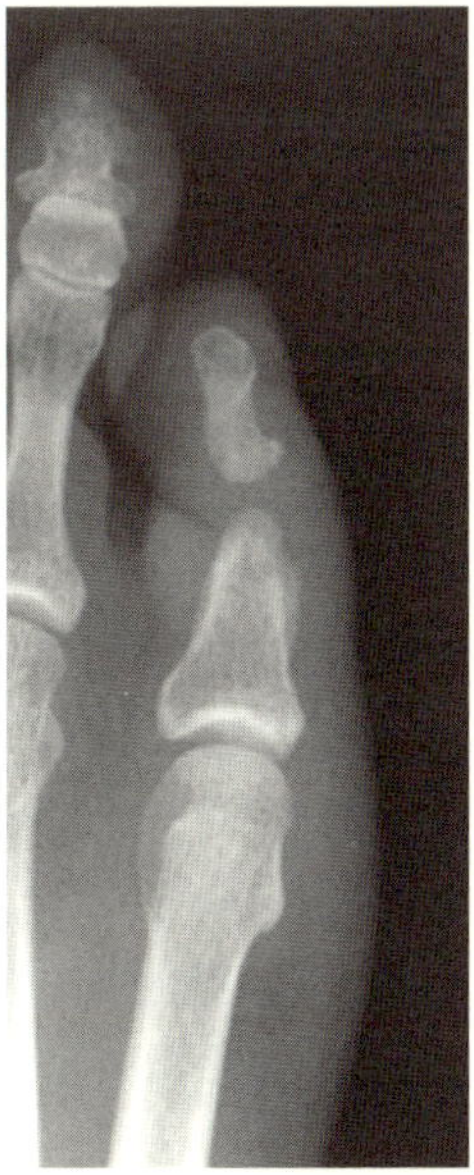

ちゃんと骨が出来ている。不思議な事である。
整形外科の先生に聞いても「こんな事があるのだろうか？」と驚かれた。

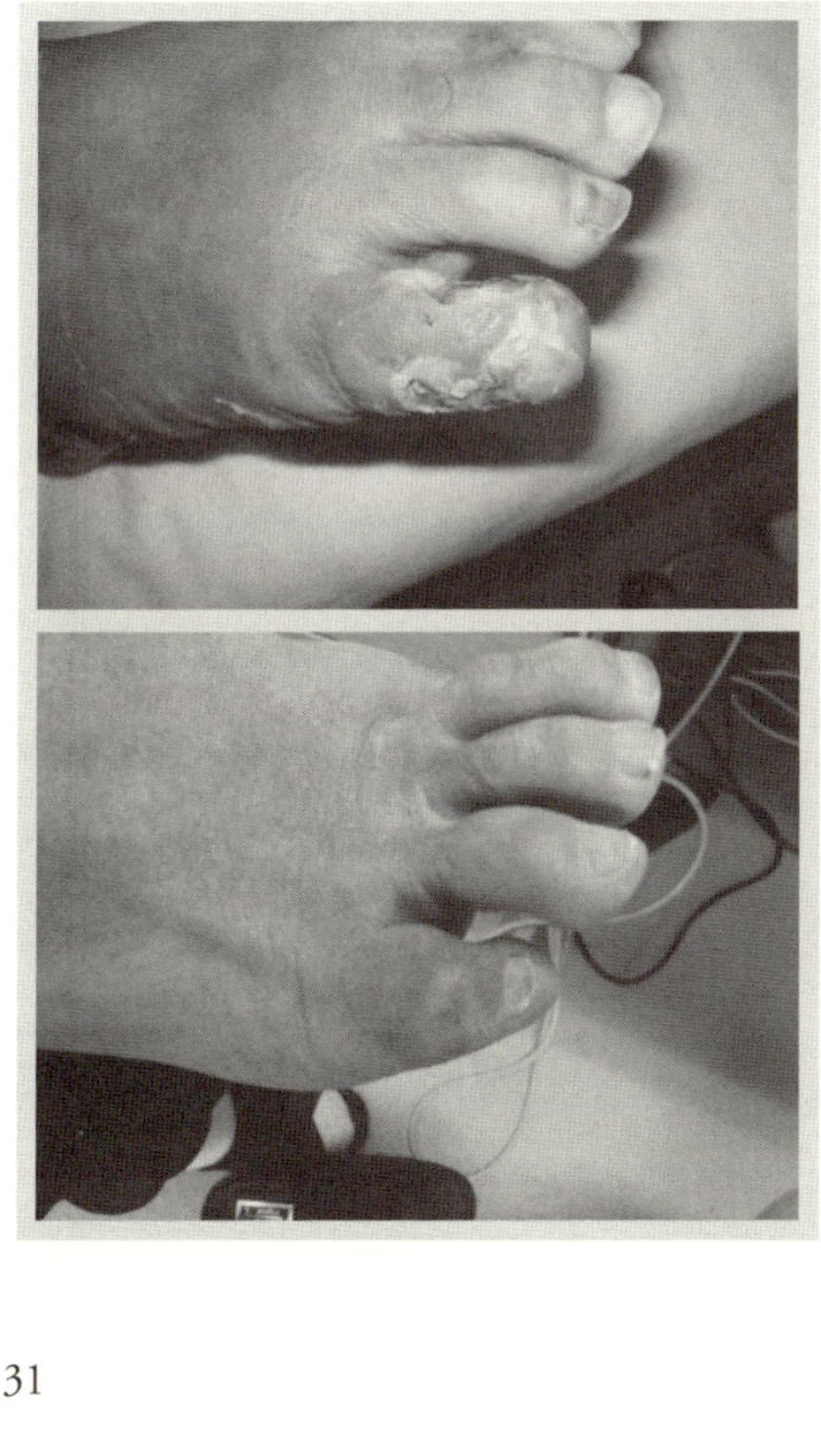

二週間後と
十五週間後の比較。

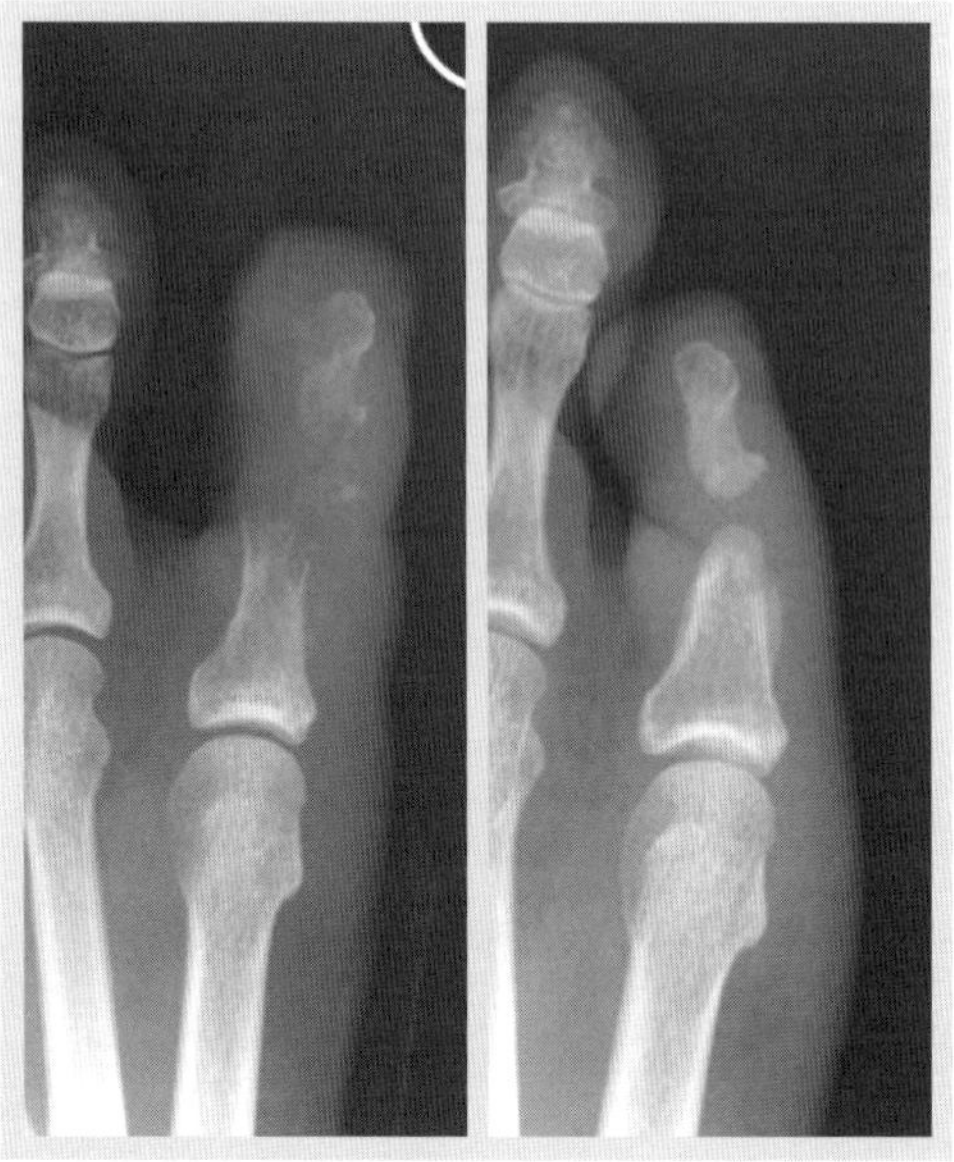

三週間後と
十九週間後の比較。

〈経過（まとめ）〉

当然インシュリン療法その他を行ったが、大柴胡湯合桃核承気湯合大黄牡丹皮湯の排毒療法できれいに回復した上に、溶けていた骨も少し回復した。非常に珍しいというか、画期的な症例だと思う。やはり、攻めるべき時には攻める必要がある。

次の症例も同じような経過で回復した。

［症例］七八歳　男性

〈既往歴〉六五歳、糖尿病。七三歳、心筋梗塞。七六歳、脳梗塞、経管栄養状態。

〈現病歴〉脳梗塞後遺症にて療養型病棟入院中に、左第四趾虚血性壊死出現した。

結果は、大柴胡湯合桃核承気湯合大黄牡丹皮湯エキスの投与で著明に回復した。

〈現症〉

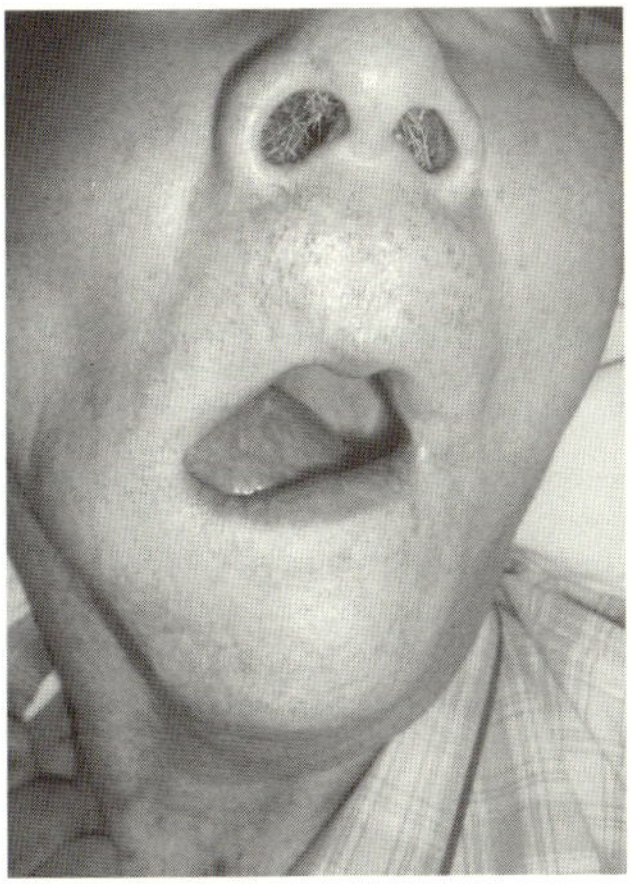

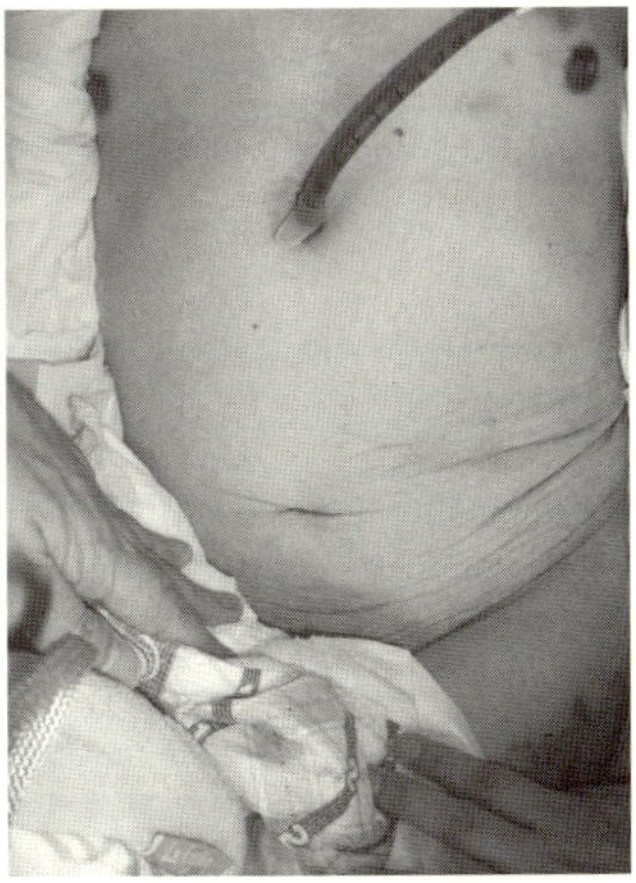

〈経過〉

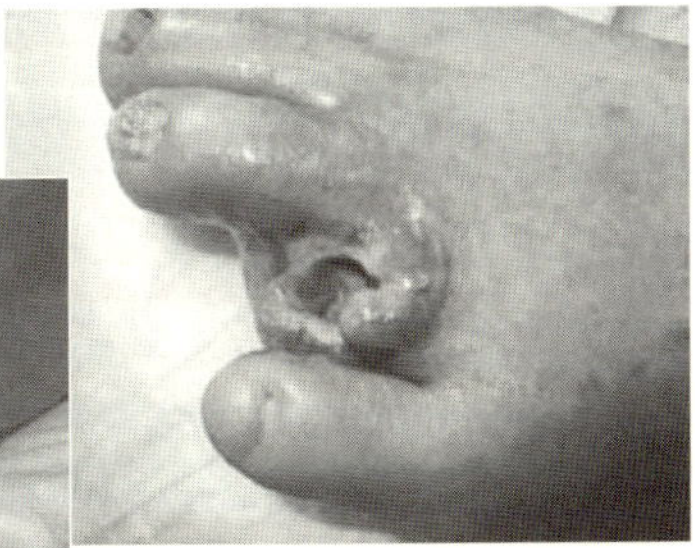

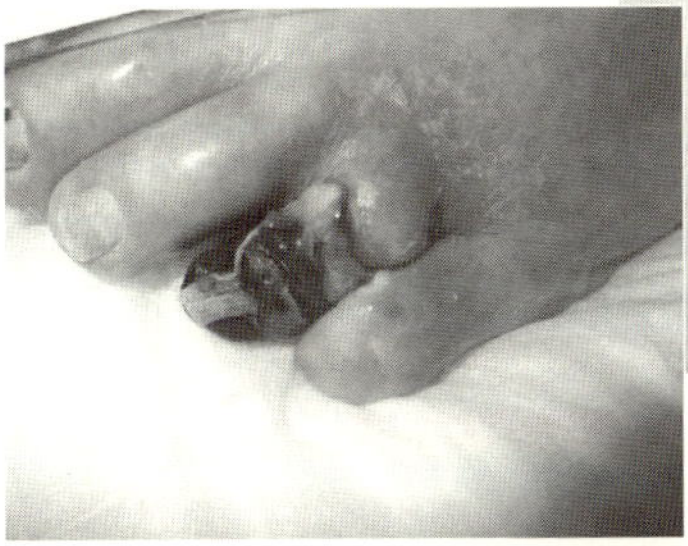

壊死していた
足指が…。

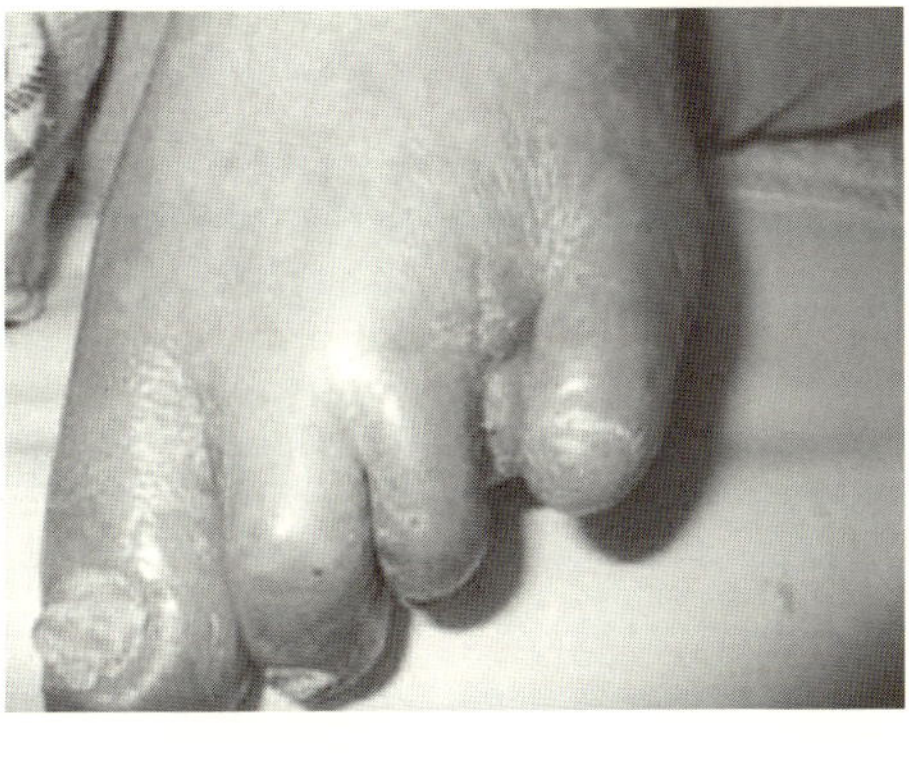

ここまで回復した。

次にうつる。

山田光胤先生が、
私に必ず読んで暗記する位、
勉強しなさいと言われた書物

湯本求真先生『皇漢醫學』。
『傷寒論』『金匱要略』は当然として、
尾台榕堂の『類聚方広義』。
腹診書‥
稲葉克文礼『腹證奇覧』。
和久田寅叔虎『腹證奇覧翼』。
江戸時代の名医の治験録‥
吉益東洞『建殊録』。
尾台榕堂『井観医言』等。

腹診書について

「大塚敬節先生は後世派も含め一五〇種類位読んでいた。私は一〇〇は読んでいる。織部君は？」と光胤先生に言われた。二十年近く前の話。当時、私は三冊位しか読んでおらず、「いくらなんでも、五〇冊は読んでおけ」と言われたが、かっこ悪いので聞こえない振りをしていた。

今は、まぁまぁ割と真面目に読んでいる。

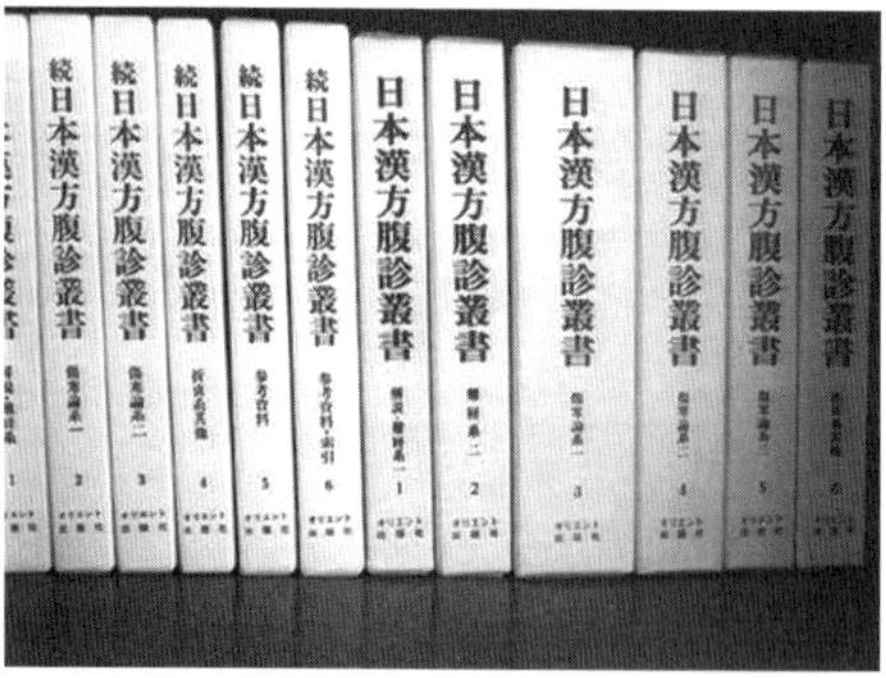

このように立派な本を揃えた。この叢書は色々な流派の腹診が全部含まれている。買った時に家内から「どうせ積読になるのでしょ」と言われたが、こつこつと読んでいる。

「『江戸時代の腹診術』を現代に復元したのは湯本求真先生で、大塚敬節先生がそれを受け、その術を私も受けた」（光胤先生）

江戸時代は多くの人が梅毒や結核、寄生虫等に罹患し、また栄養のバランス等の悪い状態が背景にあっての腹診術であり、現代はむしろストレス的な背景があるので、それを考慮した上での現代版腹診術が必要となってきたし、薬方の腹証のみならず、後世派の薬方を使いこなす為には、吉益東洞の『薬徴』を参考にした腹診所見が大事となってきた。

後世派の薬方の腹診所見

山田光胤先生の業績のひとつが後世派の薬方の腹診所見を明らかにした所である。後世派の薬方の腹診所見は、先に上げた書籍に書かれていない事が多い。

それが出ているのが、たにぐち書店から出ている山田光胤先生著の『漢方の診察と治療（基礎編）』。この本の中の腹診については、今まで江戸時代の腹診書を百十数冊読まれた光胤先生の腹診の抜粋というか、まとめともいうべき内容になっている。

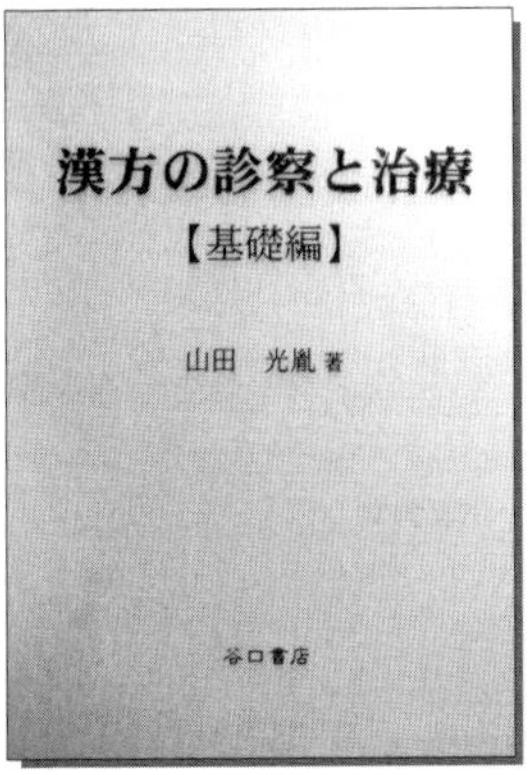

『漢方の診察と治療（基礎編）』
（たにぐち書店）

第3章「腹診総論」

「漢方の診断法である四診の、それぞれの重要性は軽々に較べることは出来ないが、腹診は特に重視しなければならないように思う。

多紀元堅は、この点を『治を巧者にせんと思はば、必ず腹診に心を用ゆべし、死生を分ち、病の軽重を手近く考え知るには腹診にまさるものなし。南陽』（腹診要訣）と原南陽の言を記している」

『漢方の診察と治療（基礎編）』（たにぐち書店）より。

「腹診術技の要点」

筍庵は来院した患者が着院しても、即座に診察することはない。待合室で五～十分休憩してもらう。呼吸や脈が落ち着いて、その人なりになるのを待つ為である。

脈診、腹診はベッドに仰臥させて行う。先ず左右の脈を、手くびの橈骨動脈で触知する。時としては足背動脈もみる。風邪ひきでもなさそうなのに、脈が浮数のことがある。急いで歩いて来て、まだ落ち着かない時である。そういう時は患者に質して、それを確認し、その積りで脈を考える。左右の脈が違うことがある。生来の解剖学的な差のこともあり、器質的疾患の為のこともある。心の中に強い不安や迷いがある時にもそうなるらしい。腹診は仰臥伸展位で手足を伸ばさせて行い、患者の左側から右手でする。

『漢方の口伝～筍庵ひとりごと～』（たにぐち書店）より。

腹診の要点

（一）手掌診という手技は、『腹証奇覧翼』に覆手圧按法と書いてあるものである。主に手のひら（手掌）で腹壁全体を軽く按圧する法である。

手のひらと言っても第Ⅱ～第Ⅳ指（示指中指無名指）を揃えてその第二、第三節の手掌側から手掌の先端ぐらいを使う。

此の手技は、腹壁の広い範囲を触知するもので、腹壁の厚薄、硬軟、弾力、温冷等を診て、体質的な虚実、病症の陰陽（寒熱）を探るのである。

（二）三指々腹診という手技は、第Ⅱ～第Ⅳ指を揃えて主に第一節（少し第二節にかかる）の手掌側で、少し力を加え、腹壁のやや狭い範囲を按圧する法で、心下痞鞕、腹直筋攣急、瘀血等の腹証の有無を探るのである。

（三）三指々頭診という手技は、第Ⅱ～第Ⅳ指を揃え、その指頭で腹壁を、くりくりと押えて探る法で、瘀血や圧痛の有無とその個所の確認をする法であり、垂直に圧迫して小腹不仁を確認することもある。

（四）一指々頭診という手技は、中指の先端で腹壁のごく狭い部位を圧迫し、硬結や圧痛を探る法で、主として臍痛点の探索に用いる。創案者の大塚敬節先生は、示指を用いた。

（五）栂指々頭診という手技は、胸脇苦満を検索する法で、これも大塚先生の創案である。両手の栂指の先端を用い、患者の両側季肋下を、内上方に圧迫して、抵抗・圧痛・ひびきを探る法である。両手の栂指で、左右の季肋下を交互に比較しながら中等度の圧力を加えるもので、『腹証奇覧』の図の方法では分りにくいような、微弱、微妙な胸脇苦満が分るのである。

(六) 腹壁振盪法は、心下部振水音の有無をみる手技である。拳を握って、尺側の筋肉部で腹壁を軽く叩くように振盪させる。臍下から上の方へ向って心下部迄行う。

この場合、患者に膝を曲げさせて、腹筋の緊張を除くと振水音が聴取し易くなる。

再度腹診の要諦

古い話だが、ある壮年の医師が、中将湯ビル診療所で、或名医の先生について研修を許された。

喜んで研修に来たのだが、一日でそれを断られたといって歎いていた。患者から、名医の先生が診たあとでその医師に「お腹を強く押されて痛い目に合わされた」と苦情が出た為であった。

筍庵は気の毒に思い、その医師の手を見てみた。大きくて厚い、如何にも力が強そうな手だった。

そこで「貴方は腹診するのに、お腹を押えずに、軽く触れるつもりでやりなさい」と教え、他の診療所で研修させた。

やがてその医師は、在住するその地方で有名になり、患者が多くなったと聞かされた。

『漢方の口伝～筍庵ひとりごと～』(たにぐち書店)より。

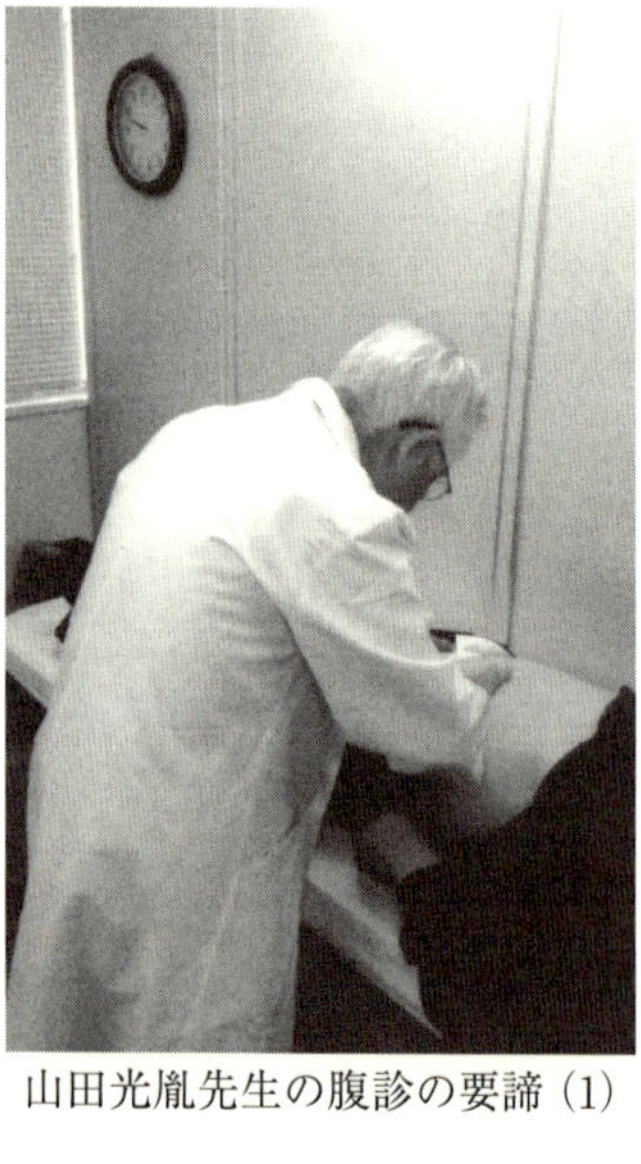

山田光胤先生の腹診の要諦(1)

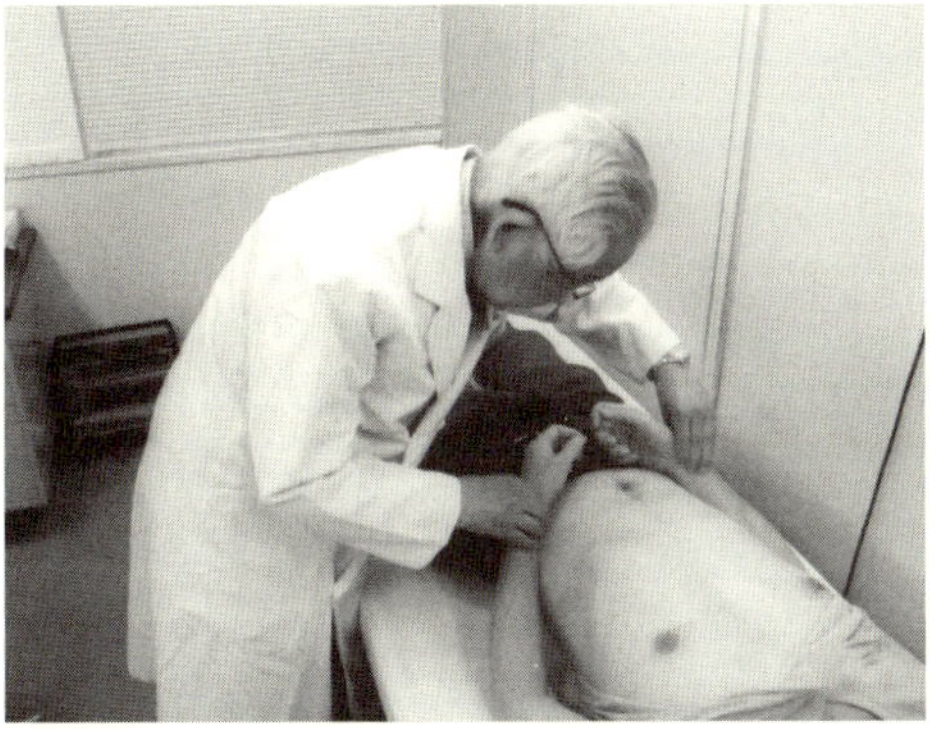
山田光胤先生の腹診の要諦（2）

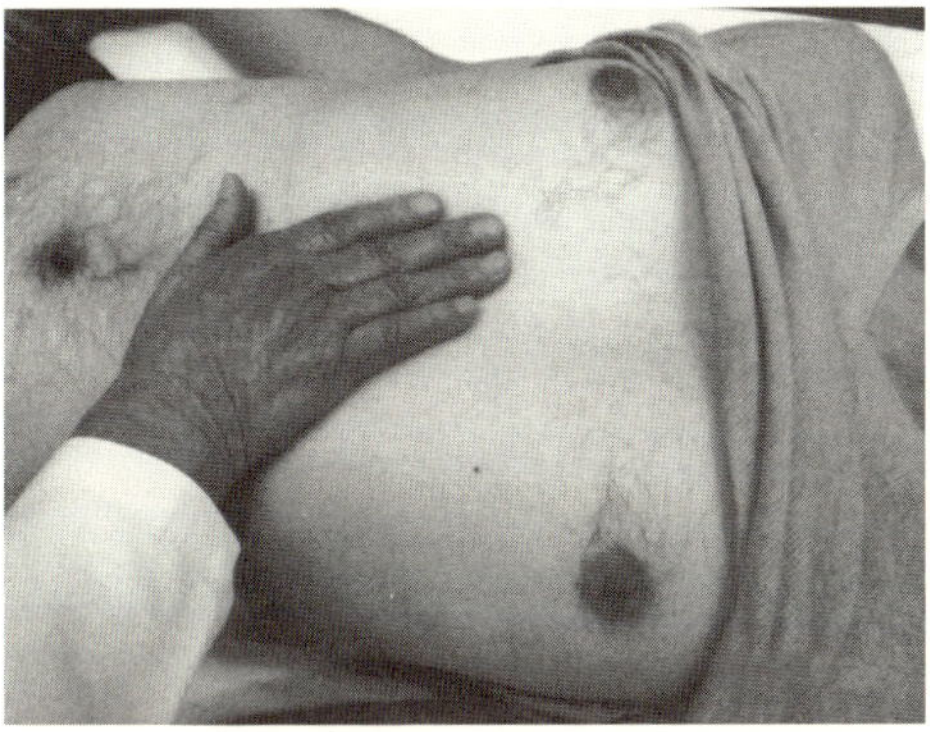
山田光胤先生の腹診の要諦（3）

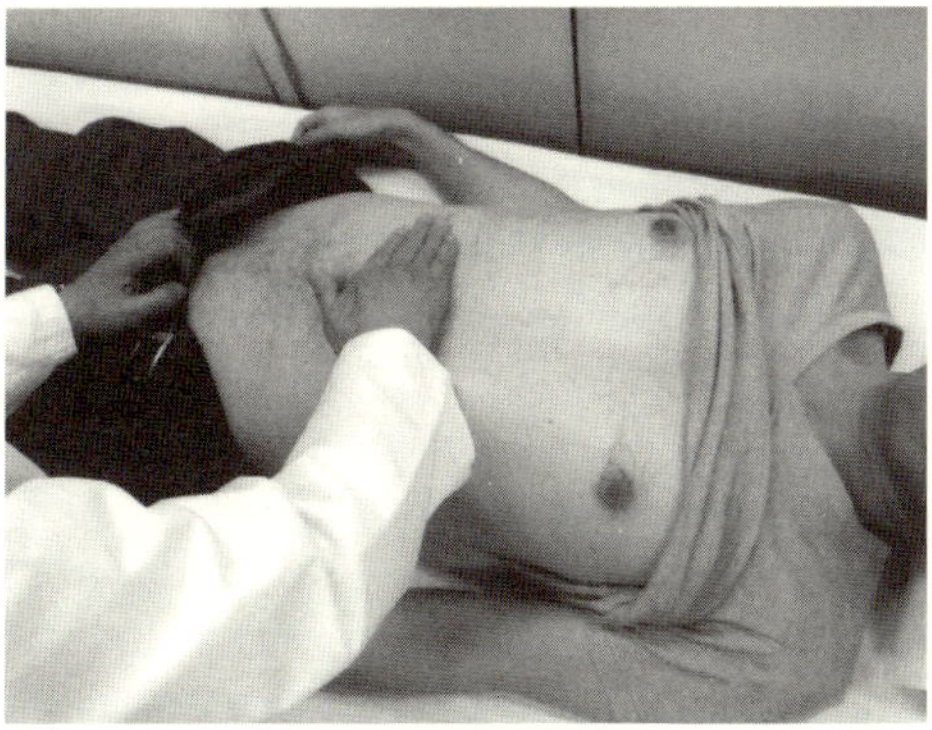
山田光胤先生の腹診の要諦（4）

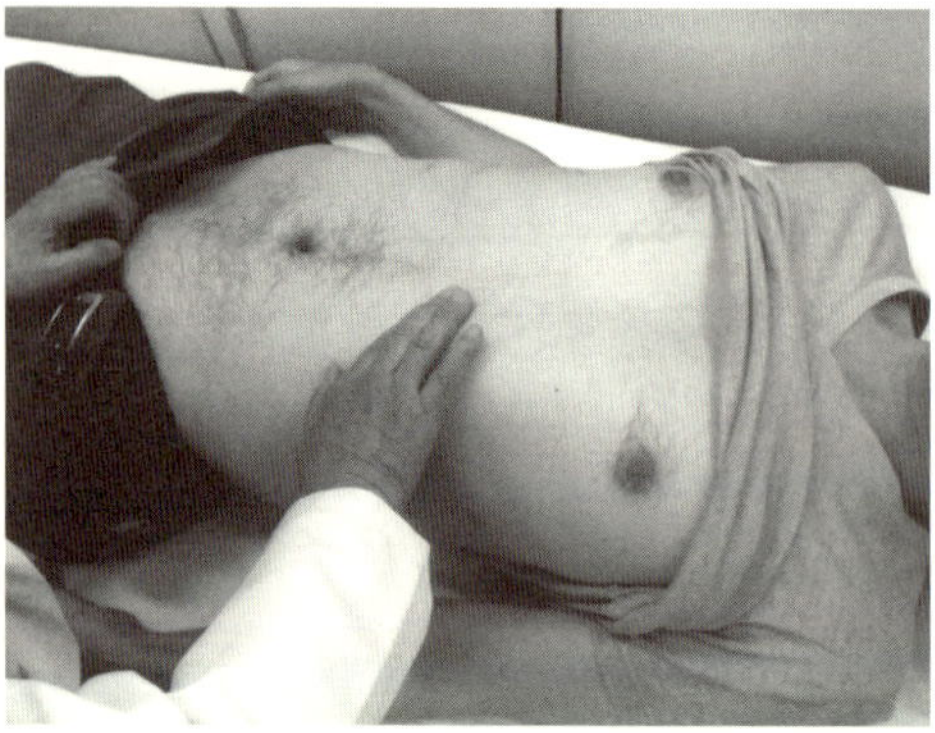

山田光胤先生の腹診の要諦（5）

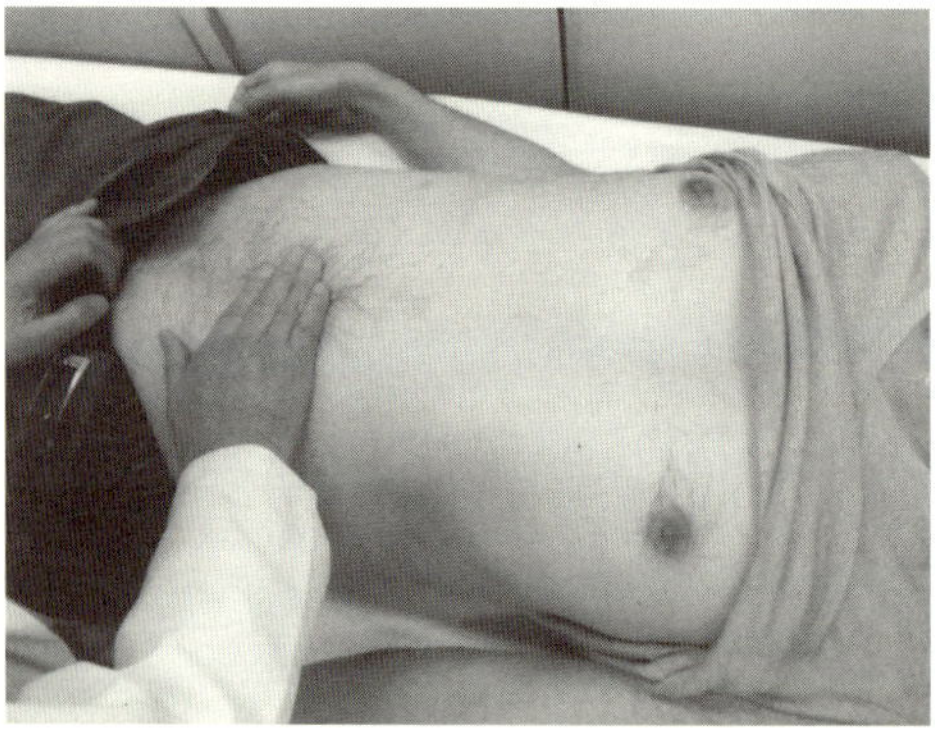

山田光胤先生の腹診の要諦（6）

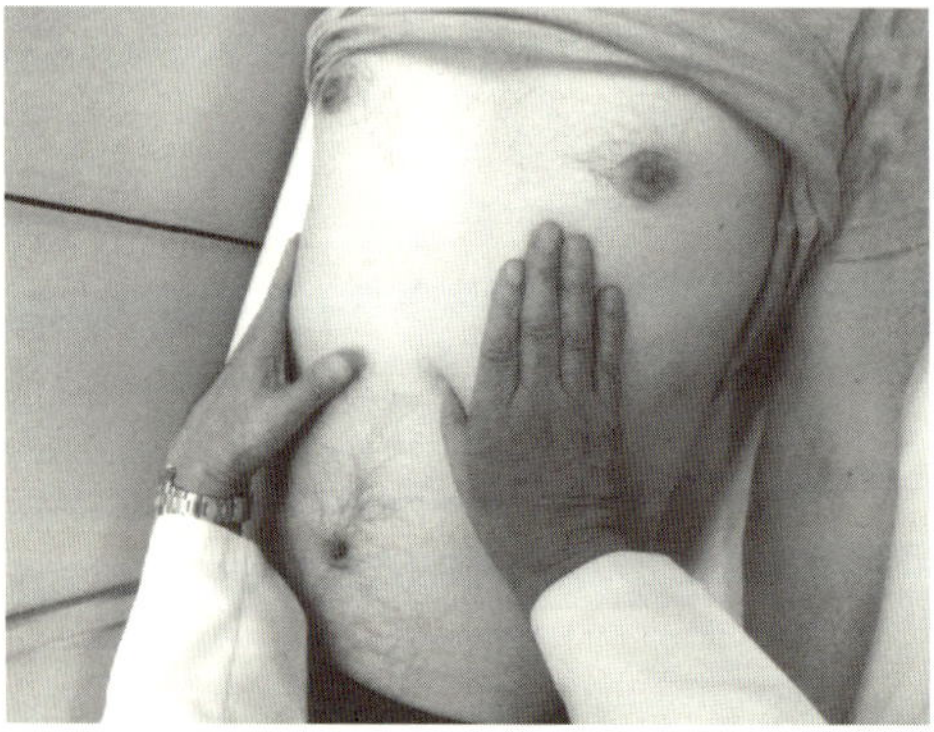

山田光胤先生の腹診の要諦（7）

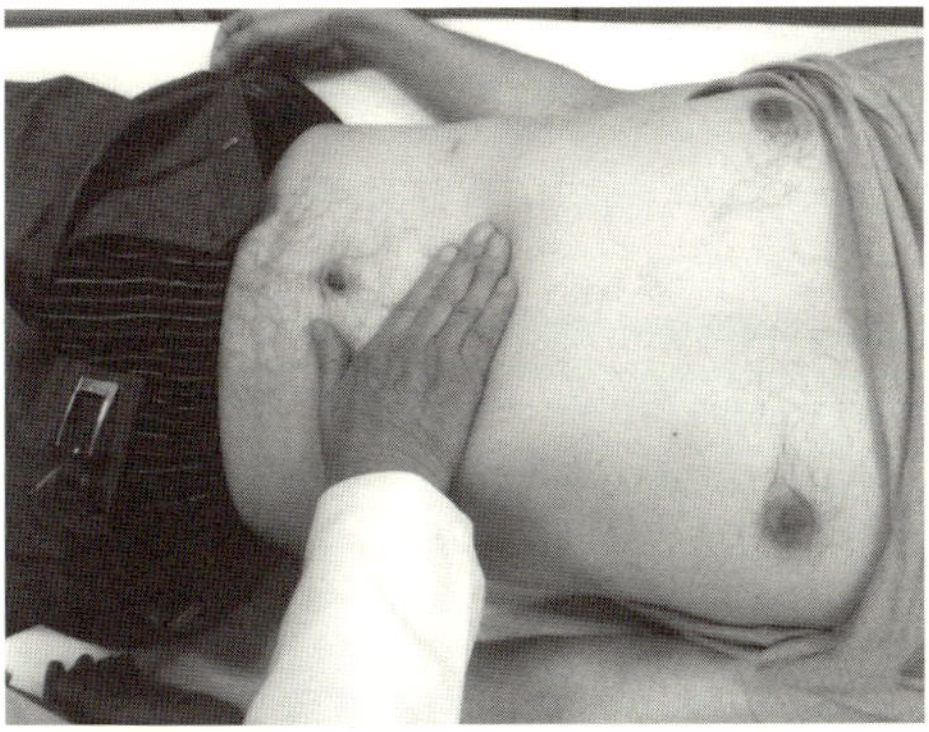
山田光胤先生の腹診の要諦（8）

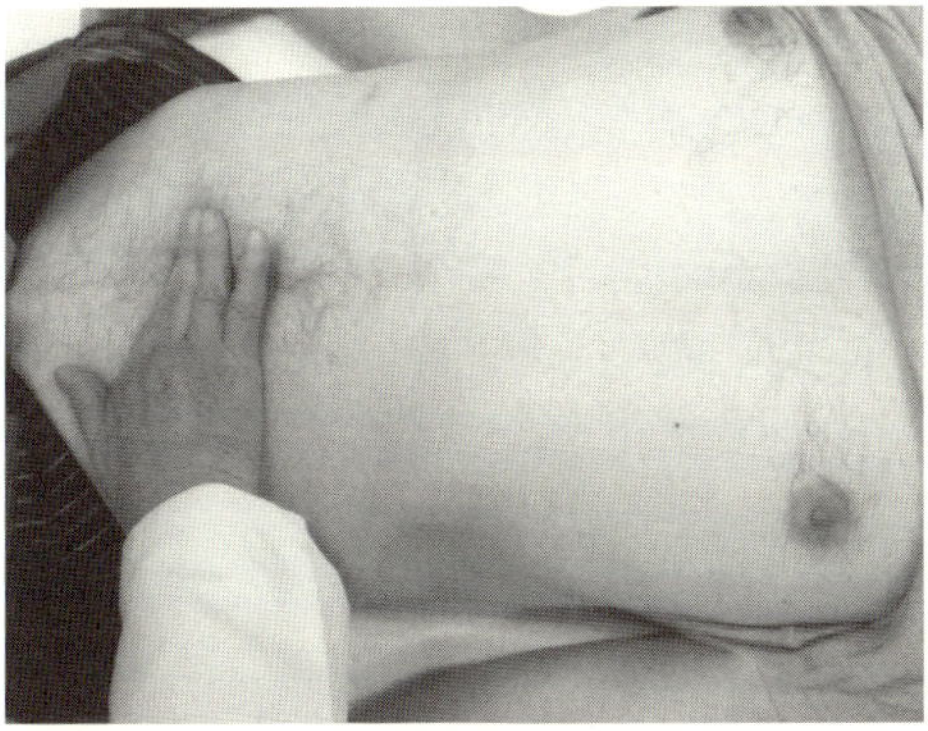
山田光胤先生の腹診の要諦（9）

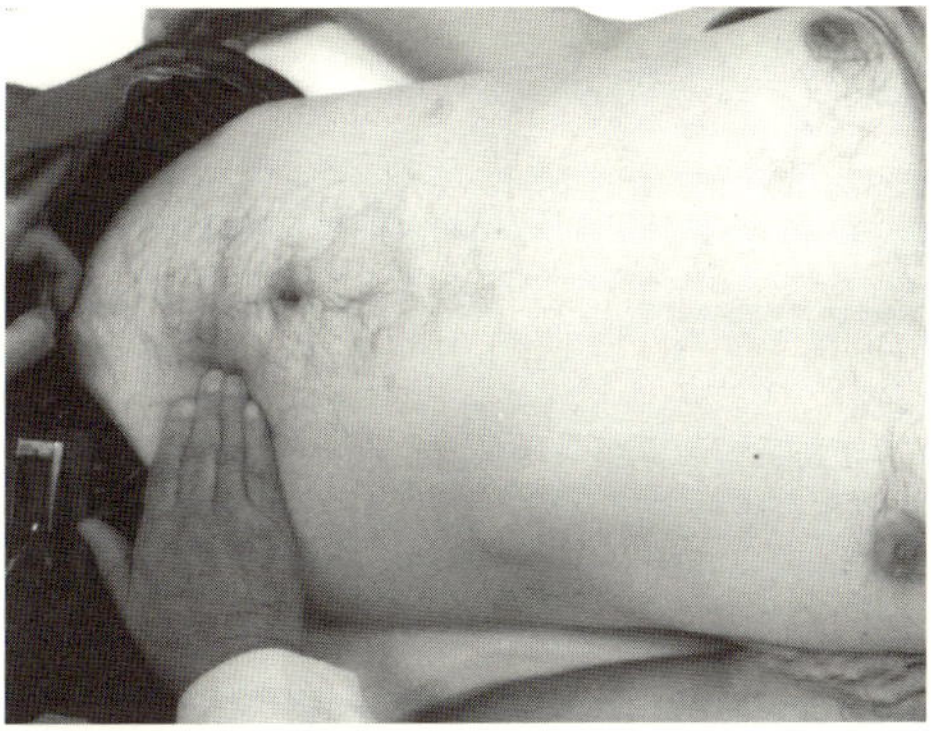
山田光胤先生の腹診の要諦（10）

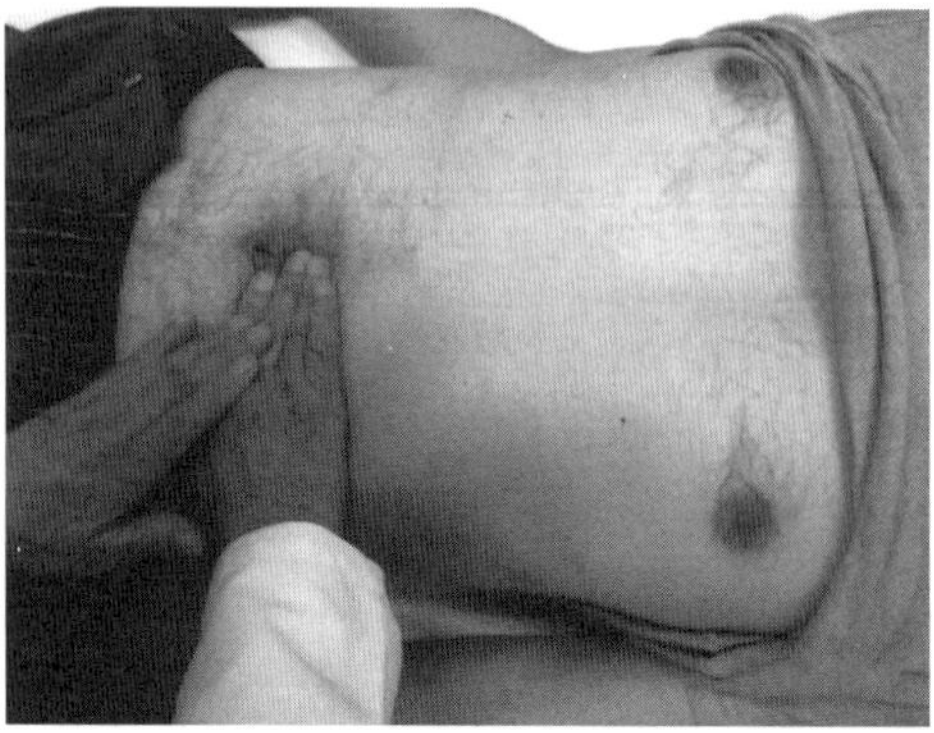
山田光胤先生の腹診の要諦（11）

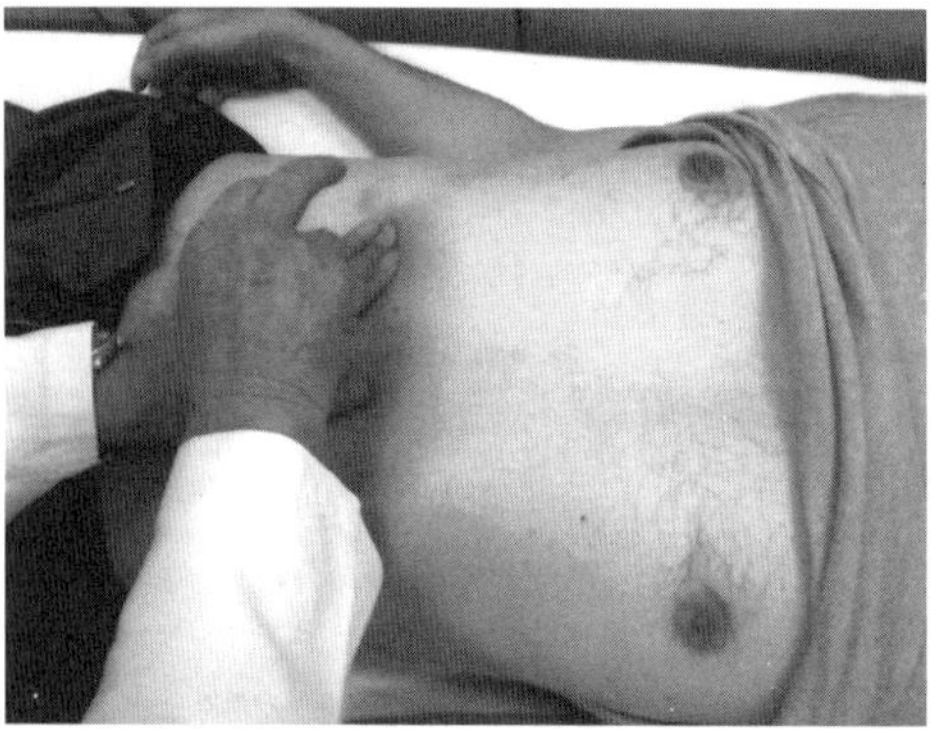
山田光胤先生の腹診の要諦（12）

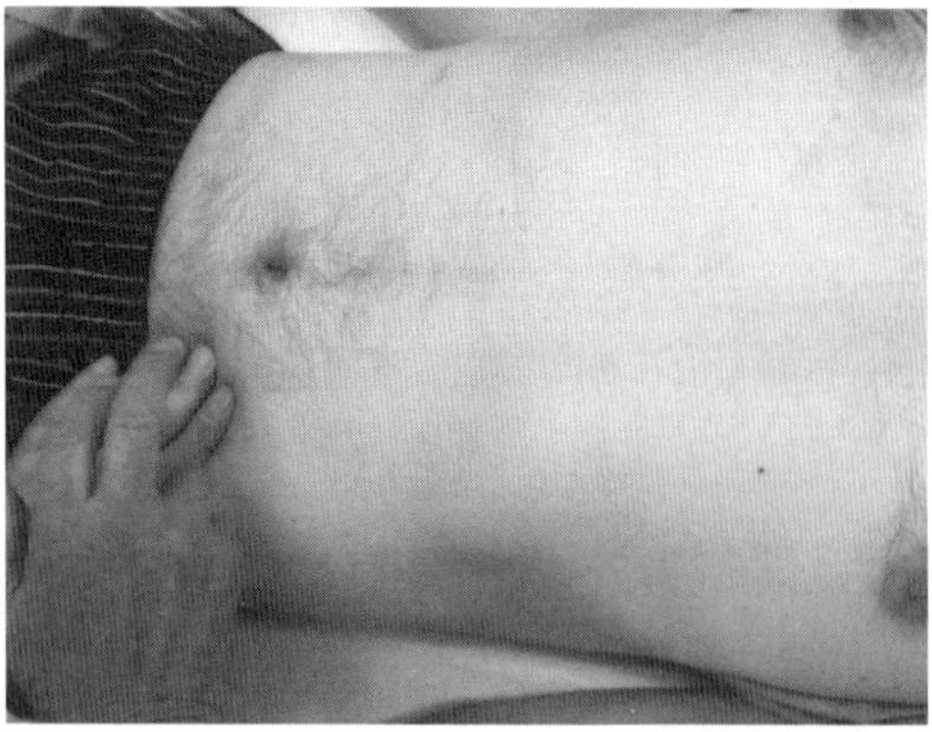
山田光胤先生の腹診の要諦（13）

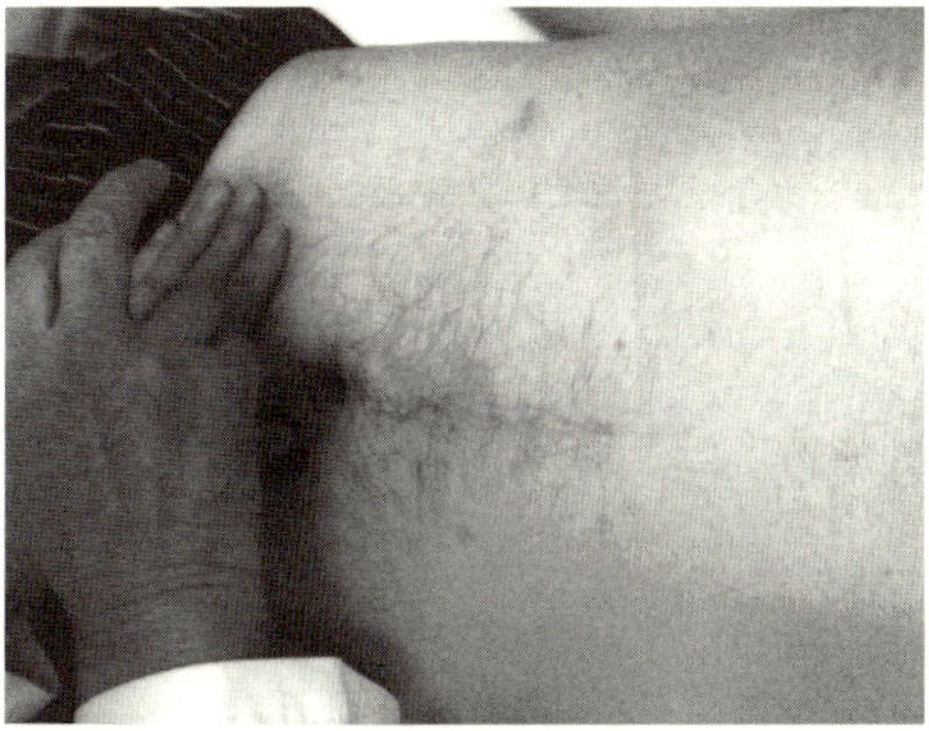

山田光胤先生の腹診の要諦（14）

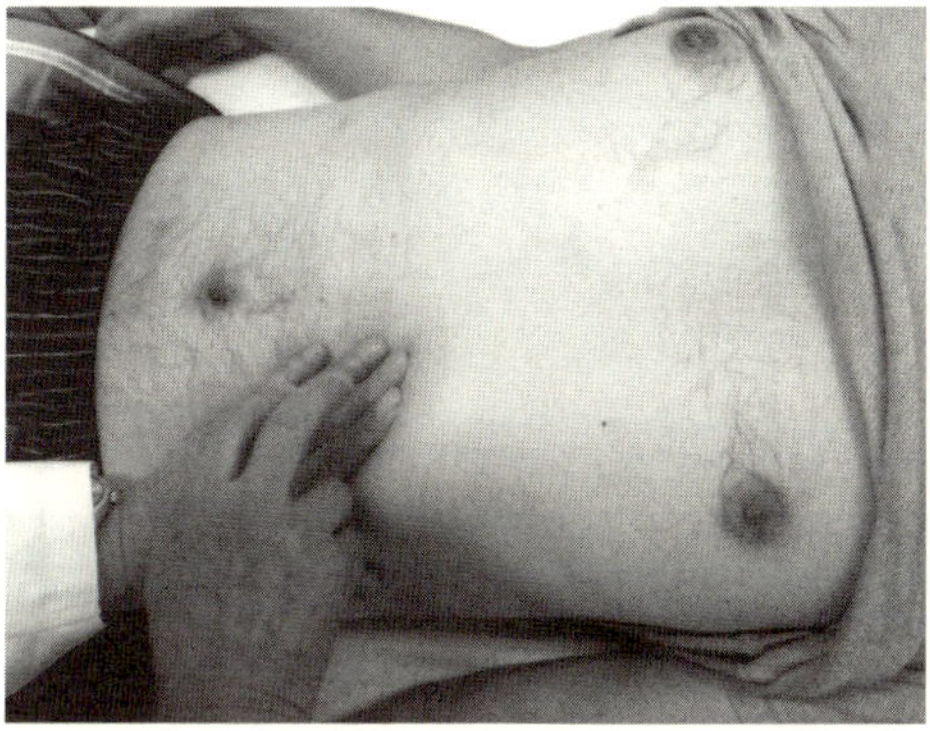

山田光胤先生の腹診の要諦（15）

光胤先生――

「腹診は同時に手当てであり患者さんに苦痛を与えてはいけない。」

「流派によっては圧痛の有無でみる所もあるが、された患者さんはさぞかし痛いだろうね。」

柴胡桂枝乾姜湯の腹診について

「織部君、この微妙な胸脇苦満が分かるかな。

人によっては、この方剤に胸脇苦満は無いという人もいるけどね。

それは、その人の腹診術のレベルを自分で言ってるみたいで、本当は格好悪い事だけどね。」

その症例を私自身の手で触らせていただき、この微妙な胸脇苦満を体得する事ができた。

やはり、漢方の手技は優れた師について直接教えを受けないと独学では難しいと実感した。

この事は脈診についても言える。

「虚」「実」について

ある講演会で「虚」「実」についてこんな質問があった。「中医学や『黄帝内経』では［実］は邪気の有余、［虚］は精気の不足となっていて、実は攻撃因子、虚は防御因子の低下であり、その相対的な争いで病気の緩急が決まるわけで、体力があるとか無いとかいうのとは違うんじゃないですか」という内容である。

確かに『黄帝内経』の「通評虚実論」では「邪気盛実、精気奪則虚」となっているが、日本漢方家達にとってはそんなことは百も承知である。

ではなぜ体力の虚実を強調するようになったかについて江戸中期に京都で活躍した名医、和田東郭の『蕉窓雑話』に「平生言うところの虚実を人の体にかけてみること治術の上において甚大事の入るところなり。とかく夫々の人体の厚薄虚実を度って薬剤の補瀉をなすべきことなり。必ずしも一概に病の虚実のみに目を付くべからず。皆夫々の木地によってそれ相応の物を用いざる時は大に害を招くことあるものなり」〜「治術の上にては病勢の盛衰激易は元よりにて、其の人の体の虚実と薬剤の軽重遅鈍を善弁すること肝要の努めなり。」と述べた内容が納得しやすい。

これは『黄帝内経』や中医学で定義する。〝虚〟〝実〟はもちろん十分理解した上で、実地臨床にあたっては体力の虚実も参考にして治療にあたることが大事だと言っているわけである。そこで具体的な症例に入る。

体力の虚実よりは「邪気盛」にポイントをおいて治療されたケース

［A］『薬徴』（吉益東洞著、大塚敬節先生校注、たにぐち書店）の乾姜、弁誤のケースより

「京師二條路白山街に嘉兵衛なる者あり。その男、年始めて十有三。一朝下利し日午に至るに及び、その行数を知るなし。是において神気困冒す。医独参湯を為りて之を与ふ。日晡所に至るに及び手足厥冷す。医大いに懼れ、姜附を用ふること益多し。しかして厥冷益甚し。諸医皆おもへらく不治と。余為めに之れ診するに百体温なく、手足を地に擗ち、煩躁して叫號し、腹痛の状あるが如く、臍に当って動あり、手近づくべからず。余乃ち謂ひて曰く、是れ毒なり。薬して以って治すべし。〜。乃ち大承気湯を与ふ。一服にして知らず。復与ふ。厥冷即ち変じて熱となり、三服にして神色正に反り、下利半を減ず。服すること十日所、諸状尽く退く」

本例は一見、少陰〜厥陰の茯苓四逆湯証の

ように思える。しかしこの病態は東洞に言わせると「是れ毒なり」が原因で生じたことになるので邪実盛を瀉下しなければ、いくら体力を補ったり温めたりしても改善しないよというケースである。

『漢方治療の試み』「瀉剤、自在」織部和宏
（たにぐち書店）

自験例B　八一歳・女性

〈主　訴〉腹満、便秘、高熱持続
〈既往歴〉十五歳、肺結核
〈現病歴〉それまでは感冒罹患時に時々診ていた患者で麻黄附子細辛湯ですぐ回復した。
半年前ころんで全身打撲した。その後頭痛、三八℃以上の高熱が持続し近医で出されたボルタレン坐薬を朝・夕入れると一時的に下熱していたが次第に全身衰弱がひどく便が出なくなり高熱持続、腹満がつづき平成十九年二月六日、当院を受診した。
〈現　症〉体格、栄養状態・やせ型、不良。（写真A）体重三九キログラム、体温三八・五℃、脈八〇／分、整沈実、舌はやや紅で胖で中央にやや厚白苔。（写真B、C半年前）
血圧一四〇／七〇㎜Hg、上腹はベニア板状、臍周囲に圧痛、臍下〜下腹部は硬い、便塊を

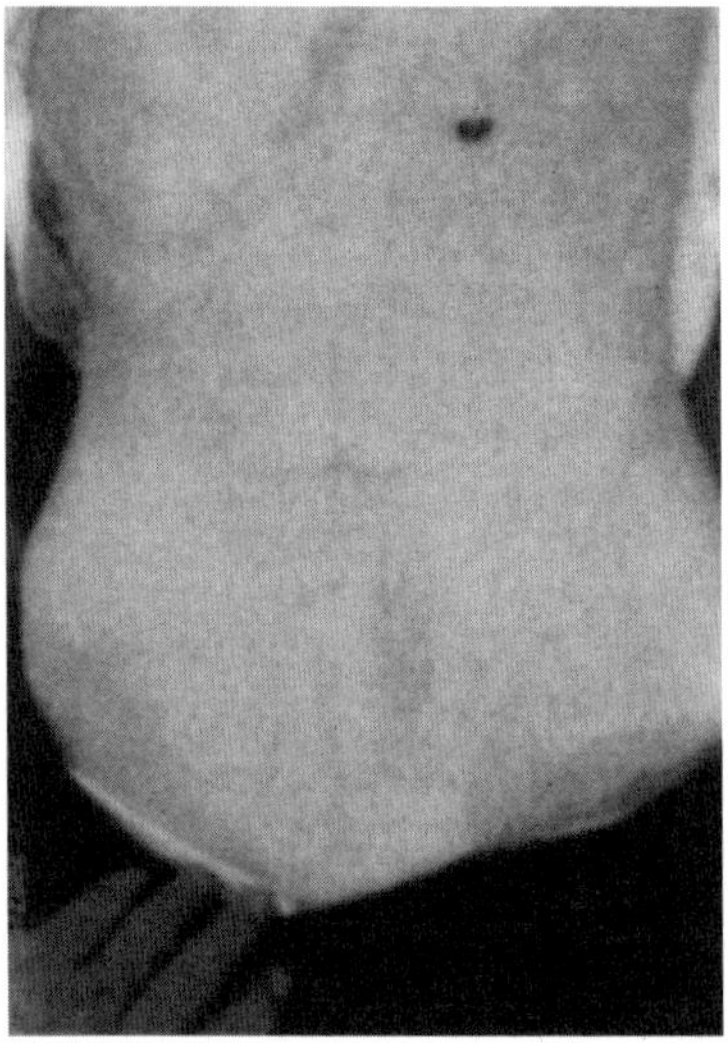
写真A

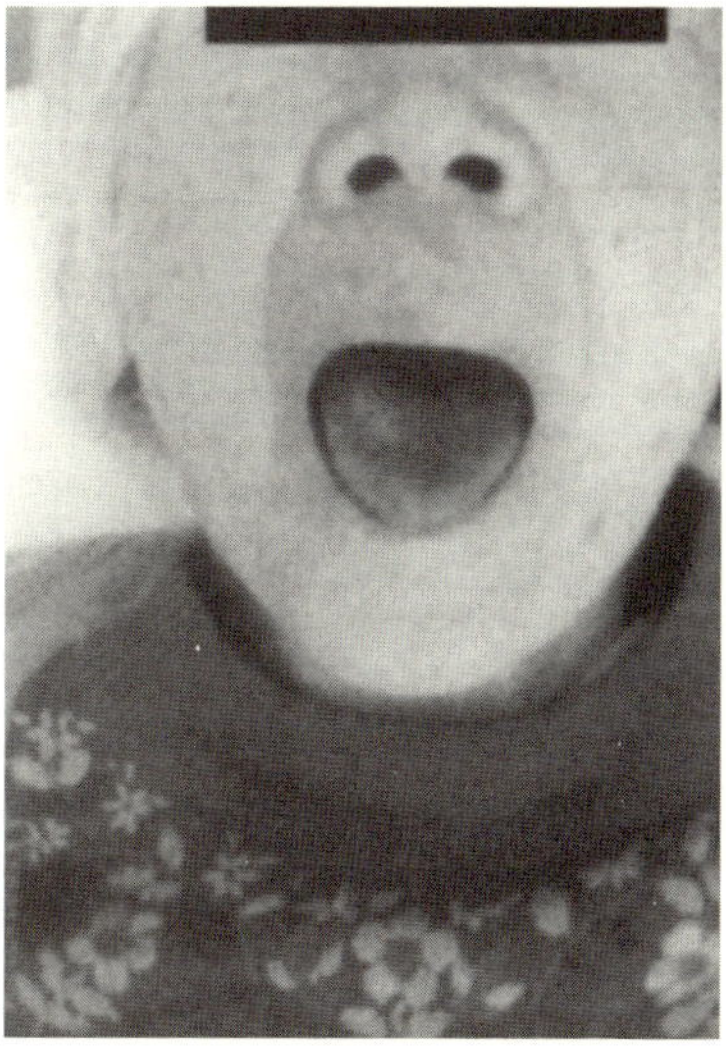

写真B

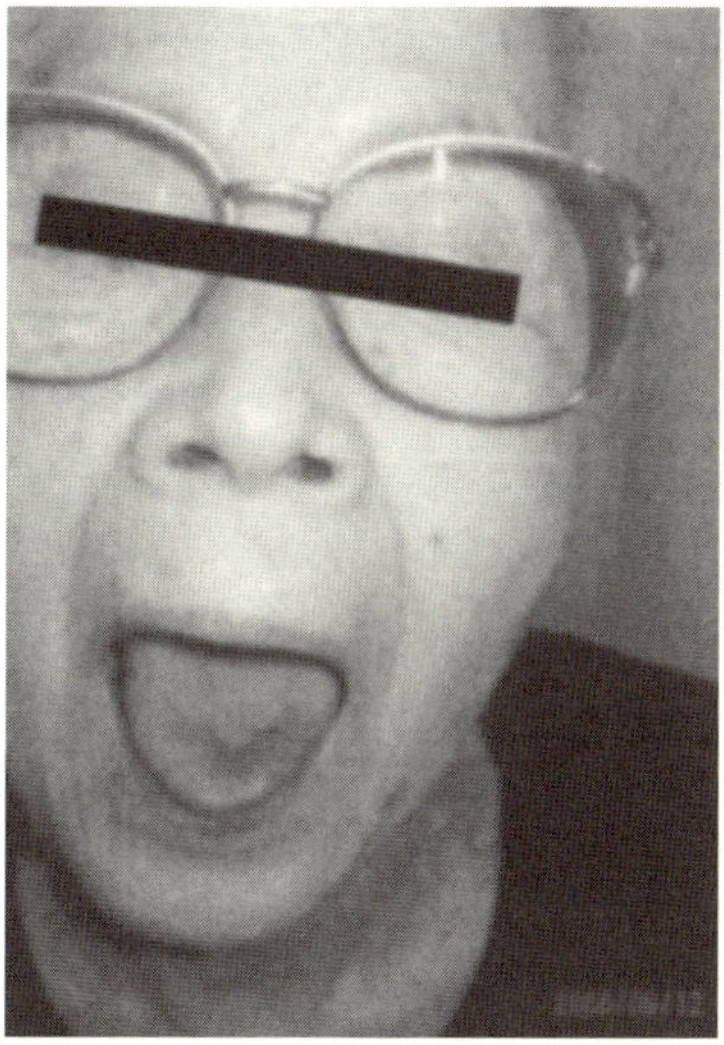

写真C

触知する。
〈経　過〉体は図1のごとく虚している上に、写真Dの胸写所見より肺結核の再燃を考えたが、ここは東洞流に腹の毒が原因と考え133ツムラ大承気湯七・五グラム／日を投与した。便が気持良く毎日二～三回出、それにつれ下熱し、二週間後には快調となった。

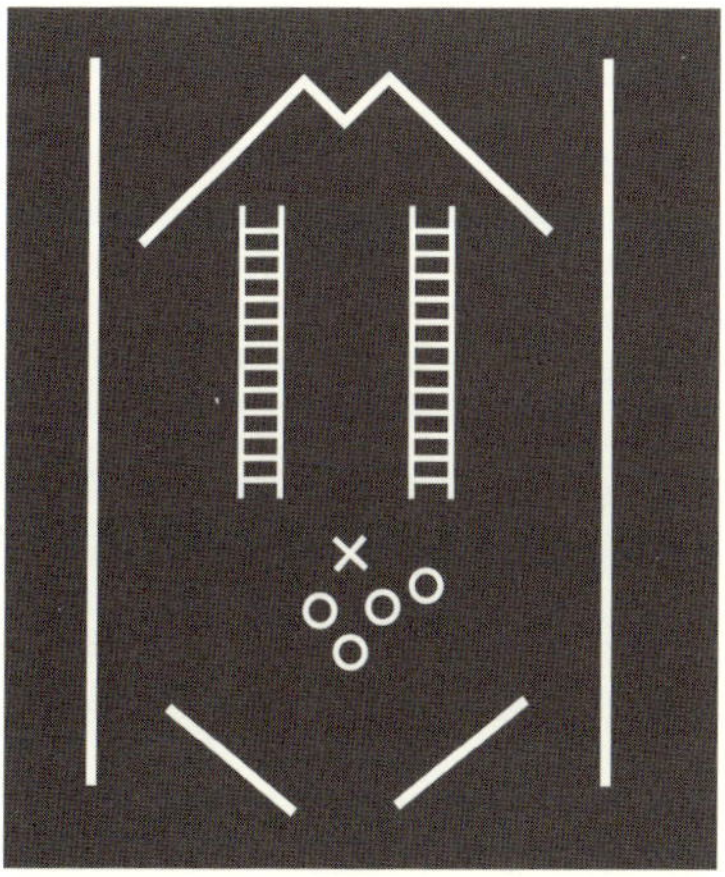

図1

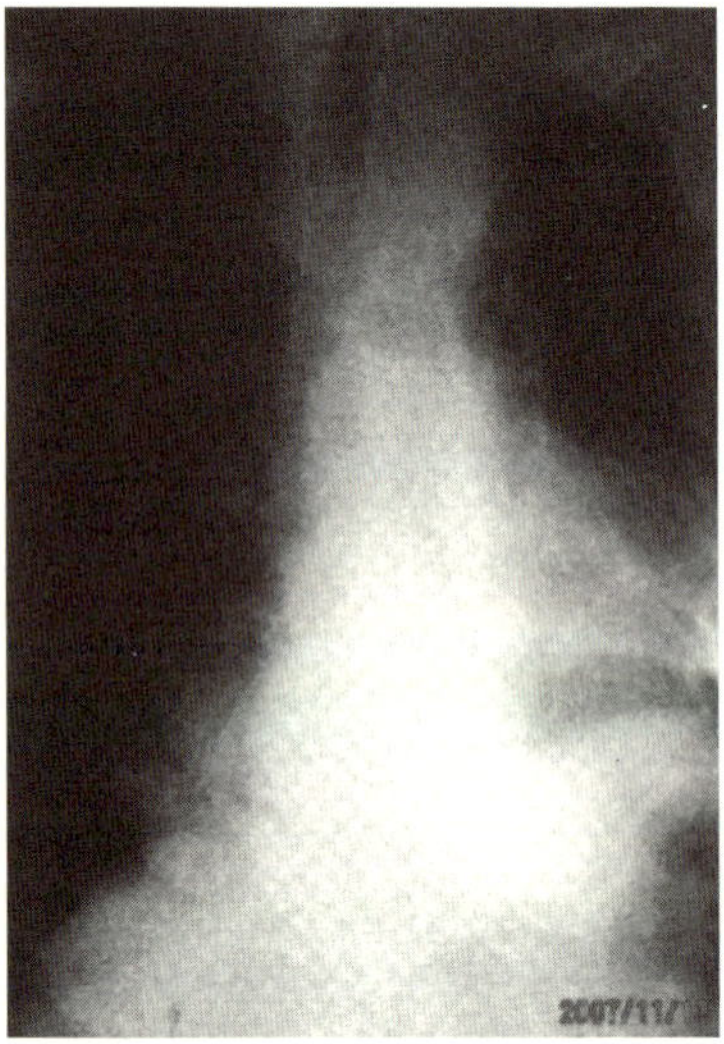

写真D

以上の症例は体が虚してはいてもその原因が邪毒であれば、それを瀉さなければ救う事が出来ない事を示している。しかし、一般的には邪毒を瀉す場合には体力の虚実を考えて行なう事が治術の上においては大変大事である。

この事は中医学でも、例えば、丁光迪著『中薬の配合』（東洋学術出版）の「3 苦寒清熱」の中で、「清方を使う場合には、まず人や症証について十分認識している必要がある。」として程鐘齢の「医学心悟」の論清法を引用。

「清法を行う場合は、人をみる必要がある。もともと頑強な体質の人が実熱証になっている場合には、清熱薬の用量を少し多くしても弊害はない。ただし、もともと虚弱な体質で、体が冷えやすく、食欲もなく、下痢をしやすいような人や、又産後、病後、性行為によって精力を消耗した後などにみられる熱証の場合には、清熱薬は少量で使う必要がある。用量が足りないことがあっても、量が過ぎることだけはあってはならない。」と中医もベテランレベルの先生になると人をみることの重要性を述べている。

光胤先生の傷寒論の
解釈についての基本的考え方

現代の日本の漢方は、古方と後世方をいわば有機的に併用し、更に数百年間に先哲が経験によって創案した「本朝経験」とよぶ処方を合わせて用いる総合的な医療である。

（注・日本の伝統医学を漢方と呼ぶのは、江戸時代末期に西洋医学がオランダから伝えられ、それを当時蘭方と呼んだので、それに対応して従来の医療を、漢方と呼んで区分したことによると思われる。）

傷寒論も独自の応用

『傷寒論』は、後漢末期（二世紀頃）に成立したが、間もなく散佚した。それらの断簡を再び聚めて、晋（三世紀）の王叔和によって選次されたものが後世に残された。

それとても再び世に隠れてしまったので、更に宋の林億等が十一世紀頃校訂刊行し、『宋版傷寒論』となって現代に伝えられた。とはいえ、宋代の原本も間もなく失われ、現在我々が披見し得る善本は、明の趙開美が十六世紀末に翻刻した『趙開美本傷寒論』とされている。

此の書はかくの如く、長い年月の間、世に現れたり隠れたりし、多くの人の手によって伝世されたと考えられる。従ってその間に、異なる医学思想も混在することとなった。

そこで『傷寒論』という書は、標題の通り傷寒の治療を述べた一書である。傷寒とは、今いう急性熱性感染症の総称で、古は、重症の疾患は腸チフスに代表される如き死去することの多い感染症であり、軽症の疾患は風邪症候群などの日常に多い感染症であった。それらの重症例を（狭義の）傷寒と呼び、軽症例を中風と呼んで区別もした。

いずれにもせよ傷寒という病気は、経過中に病症（症候の複合）が変化、変動するものであるのを、古人は経験に依って認識したものと思われる。

その変化、変動で現われる多数の病症を整理し、共通の病症を一病にまとめ、総べてを六病に区分したのは、すぐれた古人の知恵であった。

その区分された六病の名を、太陽病、陽明病、少陽病、太陰病、少陰病、厥陰病の六区分としたのである。

この六区分された六病の名称は、『傷寒論』（著者）の創案ではなく、それ以前に存在した医書『黄帝内経』の記載を流用していることが分る。そしてそれは、夫々の経絡の名称なのである。

その『素間』では、傷寒は発病初日から六日目迄に、太陽、陽明、少陽、太陰、少陰、厥陰の経絡を、病邪（病原）が逐次に侵すといい、これは伝経思想といわれる。

更に七日目から十二日目迄に、同じ順序で夫々の経絡の病邪が衰えて、病症が愈えるとしてある。

中国では、清代以来、『傷寒論』を『素問』の原理に従って解釈し、現代に至っている（らしい）。

日本では江戸時代以来、『傷寒論』をその本文の内容に従って解釈して来た。その為、長年月の間に混入した後人の註文を除いて、本来の原文を確認する研究が、先哲達によってなされ、中国とは全く異なる解釈になったのである。

以下に、両者を対比しつつ論述する。

Ⅰ、三陽病のこと

（一）太陽病について

a、『素問』には、「傷寒一日、巨陽（太陽）が之（邪）を受ける。」「その脈（足の第二指先端から発し、下肢の背部を経て脊柱に沿って上行し頭頂部を通って眼の内角に至る、太陽膀胱経）は風府（項部にある穴・つぼ）に連るので、頭項が痛み、背が強ばる」とある。

b、『傷寒論』本文（以下本文と略称）では、

①「太陽の病は脉浮で頭が痛み項（うなじ）が強ばり、悪寒がする。」

②「太陽病の中風（軽症）は脉が陽浮陰弱（軽按で浮、重按で弱）で、悪寒や悪風し、発熱する。そして鼻鳴、乾嘔（からえずき）する者は桂枝湯の主治（註文で汗が自然に出る）」

③「太陽痛で頭痛し、発熱し、悪風し、汗が出る者は桂枝湯の主治」

④「太陽病で、頭痛し、発熱し、悪風し、身が疼み、腰痛み、骨節（関節）痛み、汗が無く、喘（喘鳴、喘咳）する者は麻黄湯が主治」とある。この頭痛、項背の強ばりは太陽膀胱経に沿って起る症状で、『素問』の記述に一致し、発症初日の病症でもある。しかし、これらの、悪寒、悪風、発熱に伴う症状は、何れも表・体表（皮膚、筋、関節）に由来しているものである故、此れを表証とし、経絡の病気とはしない。尚、本文では自汗と無汗により虚実を弁別していて、『素問』に無いことである。また、太陽病の治療原則は、汗（発汗）である。

(二) 陽明病について

a、『素問』には、「二日(目)、陽明が之(邪)を受ける。陽明は肉を主(支配す)る。其の脈(足の第二指の先端から発し腹壁の正中をややはずれて上行し神庭(前額の中心部の穴)に至る陽明胃経は、鼻を挟み目に絡む。故に身熱し、目痛み、而して鼻乾き、臥すことを得ざるなり」とある。

b、本文には、

①「陽明の病たる(というものは)、胃家(裏・『傷寒論』の胃は腸を含む、ここでは大腸、小腸を指す)実(熱邪、乾屎が充満している)是なり」

②「傷寒十三日過経(邪が十二経を循り終え)、時に譫語(うわごとをいう)する者は、熱(裏熱)有るを以てなり。当に湯(承気湯)を以て之を下すべし」

③「傷寒、吐下(治療)した後も解せず、大便せざること五六日以上十余日に至って、日晡所(日暮)潮熱(全身隈なく熱する)を発し悪寒せず、独語し、鬼状を見るが如く(幻視等の精神錯乱)、劇しき者は人を識らず(失見当識)、循衣模牀(着衣、寝具を無意識にまさぐる)、怵惕(恐れ戦く)し、微喘し、直視(目をみすえ)、譫語する者は大承気湯の主治」とある。

①が陽明病の定義であり、②③が発病日と病症である。何れも、『素問』の記述とはほど遠い。

但し、陽明病の熱型は、悪寒がなく、身が熱するもので、『素問』の記述の身熱がそのことを意味しているとすれば、この点だけは合致するかと思うが、『素問』は単に「からだの熱」を云っているものかとも思う。

(三) 少陽病について

a、『素間』には、「三日(目)少陽之(病邪)を受ける。(少陽は胆を主る(支配する)。其の脈(足の第四指先端から発し脇腹を上行し側頭部に分布する少陽胆経)は脇を循り耳に絡む。故に胸脇痛み而して耳聾す」とある。

b、本文では、

①「少陽の病は、口苦く、咽乾き、目眩めくなり(めまいがする)」

②「傷寒五六日、往来寒熱(悪寒と熱感が交互に起る)、胸脇苦満、黙々として飲食を欲せず、心煩(胸の不快感)、喜吐(はきけ)し、或は胸中煩(苦しい)し、或は渇(のどがかわき)、或は腹中痛み、或は脇下痞硬(硬くつかえ)し、或は心下悸(みぞおちの動悸)し、小便不利(よく出ない)、身に微熱有り、或は欬(咳)する者は、小柴胡湯の主治。」

③「傷寒四五日、身熱、悪風、頚項強ばり、脇下満ち(張る)、手足温にして渇(のどかわき)する者は、小柴胡湯の主治」

④「傷寒五六日、已に汗を発し(発汗剤で治療し)、而て復之を下し(裏実と誤認して瀉下剤をのませ)、胸脇満微結し(微弱な胸脇苦満)、小便利せず(よく出ない)、嘔はないが但だ頭汗が出、往来寒熱し、心煩する者は、柴胡桂枝乾姜湯の主治」

⑤「少陽病、両耳聞く所無く(耳聾)、

目赤く、胸中満して煩す（張って不快）る者……」とある。

即ち、②③④にある通り、少陽病の発症日は発病後四五日又は五、六日で、『素問』のいう傷寒三日には全く合っていないし、陽明病に先だって発症するのが臨床上の事実で、『素問』のいうように陽明病に次いで発症するのではない。また①は少陽病の定義であり、②の小柴胡湯証は、少陽病の代表的な位置にあるのだが、現われる幾多の症状は、素問の記述とは合わない。ただ僅かながら、②の「胸脇苦満」、③の「脇下満」、④の「胸脇満微結」は『素問』のいう「胸脇痛」に、⑤の「両耳聞く所無」は素問の「耳聾」に共通しているといえる。

（筍庵注・②の小柴胡湯証に現れる症状を医学的にみると、上気道から気管支に至る呼吸器の炎症症状と、消化器系の胃の炎症症状とが併存している状態といえる）

此れらの病変が存在して症状を呈している部位（場所）を、漢方では半表半裏証という。それは、宋の成無己が著した『註解傷寒論』（日本に最初に伝えられた傷寒論のテキストと考えられている）に、小柴胡湯証について、「邪気が表裏の間に在るので之を半表半裏という」と述べられていることによる。

少陽病、半表半裏証は、汗吐下の方を用いず、柴胡剤で和解するのが治療原則である。

以上が三陽病である。論述が後先になったが、三陽病と後述の三陰病を大別する必要がある。
『傷寒論』の初めにある太陽病上篇で、この事が述べてある。
「病に発熱（発熱感）が有って悪寒もするのは陽（証）の発（病）である。発熱（感）が無くて悪寒するのは陰（証）の発（病）である」としてある。此れを唐の王燾は著書『外台秘要』で「陽（証）に発（病）する者は其の外を攻め、陰（証）に発（病）する者は宜しく其の内を温むるべし。外を攻めるには桂枝湯、内を温むるには四逆湯が宜しい」と註を加えている

Ⅱ、三陰病のこと

（四）太陰病について

a、『素問』には「四日太陰之（病邪）を受く。太陰の脈（足の第一指外側先端から発し横腹腹壁を上行し咽喉中心に至る太陰脾経）は胃に布き、嗌に絡む。故に腹満し而して嗌乾く」とある。

b、本文には「太陰の病は、腹満して吐し、時に（時々）腹自ずから痛む。若し之を下さば（下剤で瀉下すると）必ず胸下結鞕す（硬く張る）」と定義している。

本文と『素問』では、症状としては腹満だけ共通するが、その他の症状や、発症の日数日は矛盾している。

臨床では、胃腸型感冒などで、発病初日は太陽と陽明の合病・麘根湯証が先ず表れて熱発して下痢する。翌日か翌々日には解熱するか微熱になってお腹の症状だけ残り、腹中が冷えて来る。こうして太陰病・定義通りの桂枝加卿薬湯証に変るのである。傷寒四日と決まったものではない。

太陰病は裏（腹内）の寒証で、前記桂枝加芍薬湯などを用いるのが治療原則である。

（五）少陰病について

a、『素問』には「五日少陰之（病邪）を受く。少陰の脈（足底の中心部辺・湧泉穴から発して腹壁正中をややはずれて上行し鎖骨内端・兪府の穴を経て咽に至る少陰腎経）は腎を貫き肺に絡み舌本（舌根）に繋る。故に口燥き、舌乾き、而して渇す」とある。

b、本文には、

①「少陰の病は、脉微細（細く弱く触れにくい）、但寐んと欲す（元気が衰えだるくて寝てばかり）」と定義し、

②「（傷寒医之を下し）続いて下利を得、清穀（完穀下痢）止まず、身疼痛する者……四逆湯に宜し」

③「其の人仍発熱し、心下悸（動悸）し、頭眩（めまい）し、身瞤動（ビクビク動く）し、振々として地に擗れんと欲する（身体動揺感）者は玄武湯（眞武湯）の主治」とある。何れも少陰病の症状であり、発症日数は五日目とは決まっていない。それのみか、

④「少陰病、始め之を得（始めから発症し）て、反って発熱し脉沈の者は麻黄細辛附子湯の主治」ともあり、初めから少陰病で発症する直中少陰もある。

少陰病は、表又は裏の寒証で、附子剤を用いて治療する。

（六）厥陰病について

a、『素問』には、「六日厥陰之（病邪）を受く。厥陰の脈（足の第一指爪ぎわから発し腹壁を弯曲して胸に達し胸壁を上行し頭頂の百会の穴に至る厥陰肝経）は陰器を循り而して肝に絡む。故に煩満し而して嚢（陰嚢）縮む」とあり、更に七日目から十二日目迄に、各々の経絡の病邪が衰えるので病症は自から愈るとしてある。

b、本文には、「厥陰の病は、気が上って心を撞き（胸に追き上り）、心中（胸中）疼熱し、飢えて食を欲せず（空腹なのに食べられず）、食すれば則ち吐し、之を下さば（下剤をのむと）利（下痢）止まず」と定義している。

厥陰病は上熱下寒症で、陰陽寒熱が分離してしまう最終的な病症である。真の厥陰病には至っていない疑似症ならば、四逆湯類で治療し得る。

前回迄煩雑な記述をした。それは、今回以降漢方古方派の論理が中医学と異なることを述べるに当って、その根拠となる原典の記述を先ず紹介したのである。

『漢方の口伝～筍庵ひとりごと～』
（たにぐち書店）

光胤先生の発見された後世派の処方の腹診所見

胸脇苦満のある薬方胸脇苦満は、単純に季肋部の抵抗・圧痛といっているが、特種な腹壁反射の一種である。実証では顕著に現れやすいが、虚証では軽微に認められるにすぎず、注意深く検討しなければならない。

現今の病者は、胸脇苦満を呈するものが甚

だ多いように思われる。

胸脇苦満を呈する場合は、柴胡湯類もしくは柴胡が配剤された薬方（柴胡剤）の証である。（総論参照）

『漢方の診察と治療』（たにぐち書店）

補中益気湯

〈虚実〉虚証ないし比較的虚証
〈外証〉食欲不振、倦怠、頭痛、動悸、時に微熱、盗汗、不安。古人は、言語無力、眼光鈍く、口中白沫が特徴といった。
〈脈証〉脈沈細、微、散大、弱（無力）。
〈腹証〉多くは痩せ型、時として中肉型で腹力弱。季肋部に軽度の抵抗（胸脇苦満）、（時として軽度の圧痛を伴う）を触知する。胸脇苦満は主として右側で触れる。

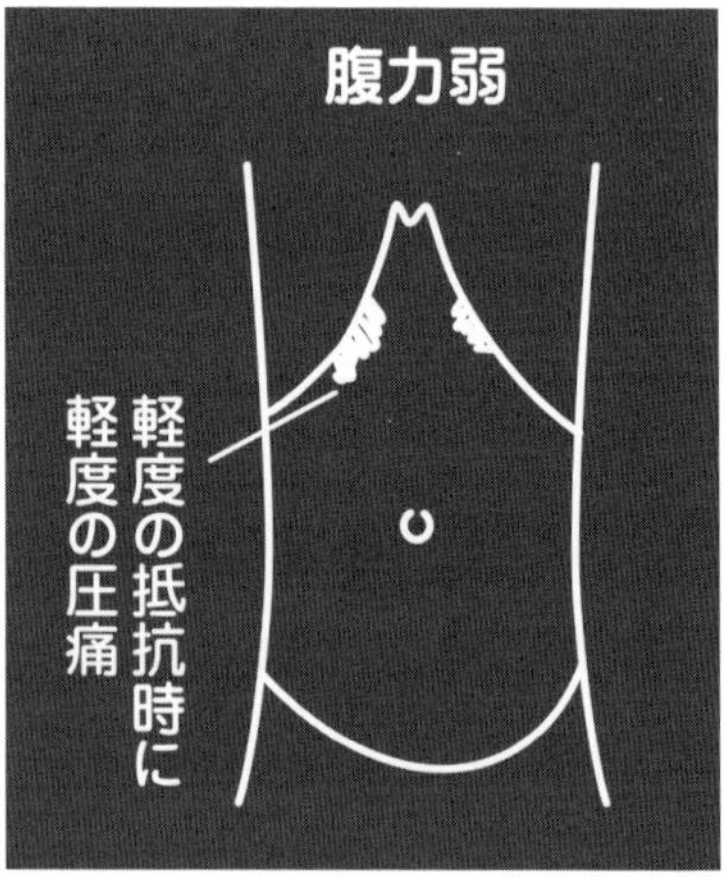

図2

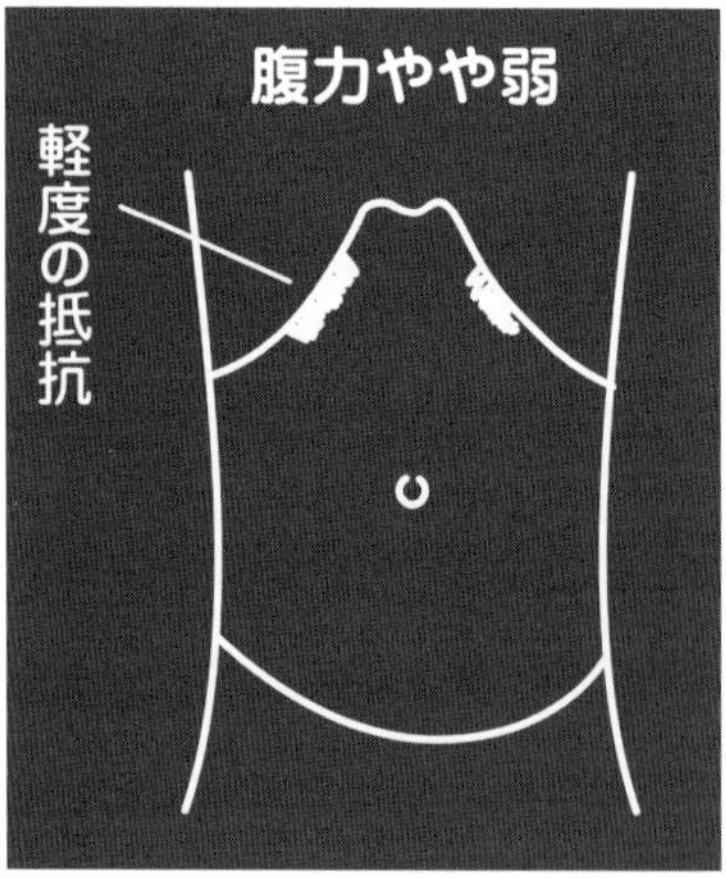

図3

神秘湯

〈虚実〉虚実間証ないし比較的実証
〈外証〉咳嗽、呼吸促迫（呼吸が苦しい）、抑鬱気分
〈脈症〉沈。
〈腹証〉中肉型、腹力は中等度が中心である。季肋部に軽度の抵抗・圧痛（胸脇苦満）を呈する。胸脇苦満は主に右側で触れる。喘息症状を呈する患者が軽度の胸脇苦満を呈する場合に用いる薬方である。柴朴湯との鑑別は、喘息症状が顕著なものが本方の証である。

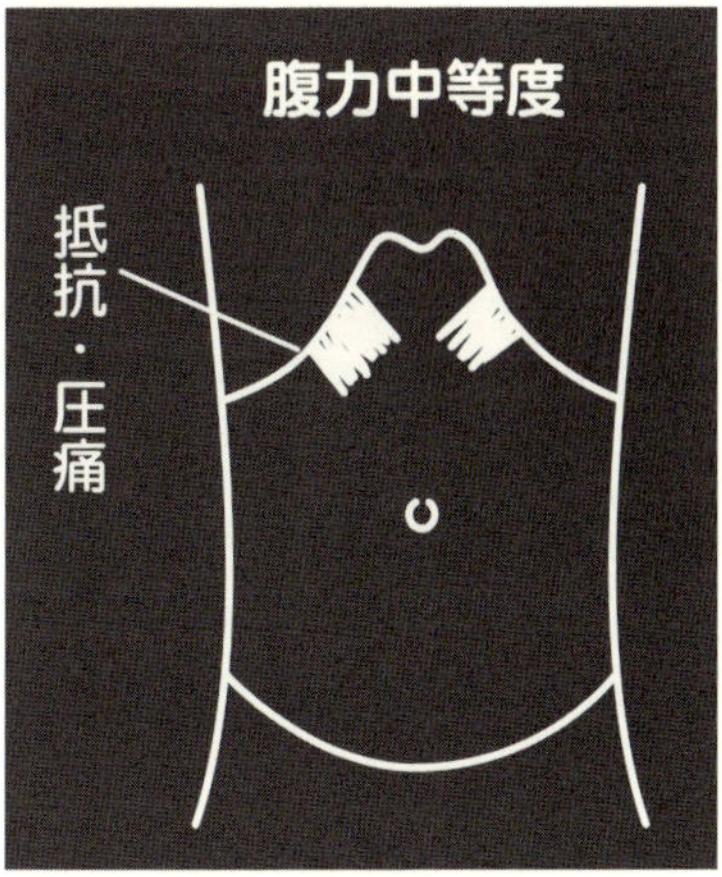

図 4

十味敗毒湯

〈虚実〉虚実間証ないし実証
〈外証〉化膿性腫物の単発、あるいは続発、諸種の皮膚発疹（細かい赤色の丘疹が散発する形が正証）、漿液分泌はないか、あっても少ない。

〈脈証〉沈。

〈腹証〉中肉型。腹力中等度を中心に、やや幅広い証である。腹力弱で心窩部に腹水音を認めるものには用いないほうがよい（C）。

　特定の腹証としては、季肋部の抵抗、圧痛であるが、あまり顕著でないものが多い（A）（B）。

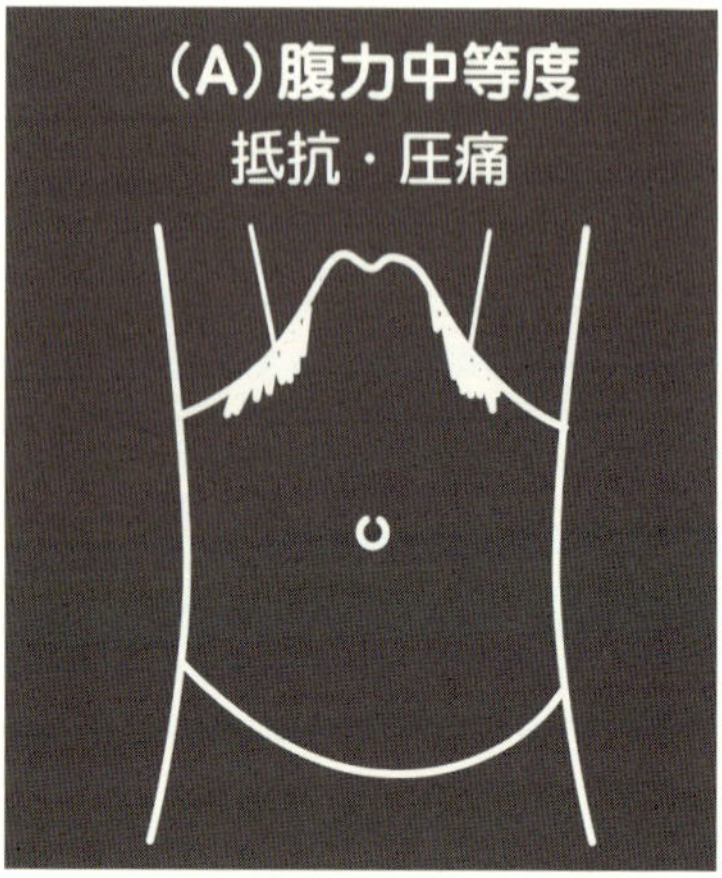

図5（A）

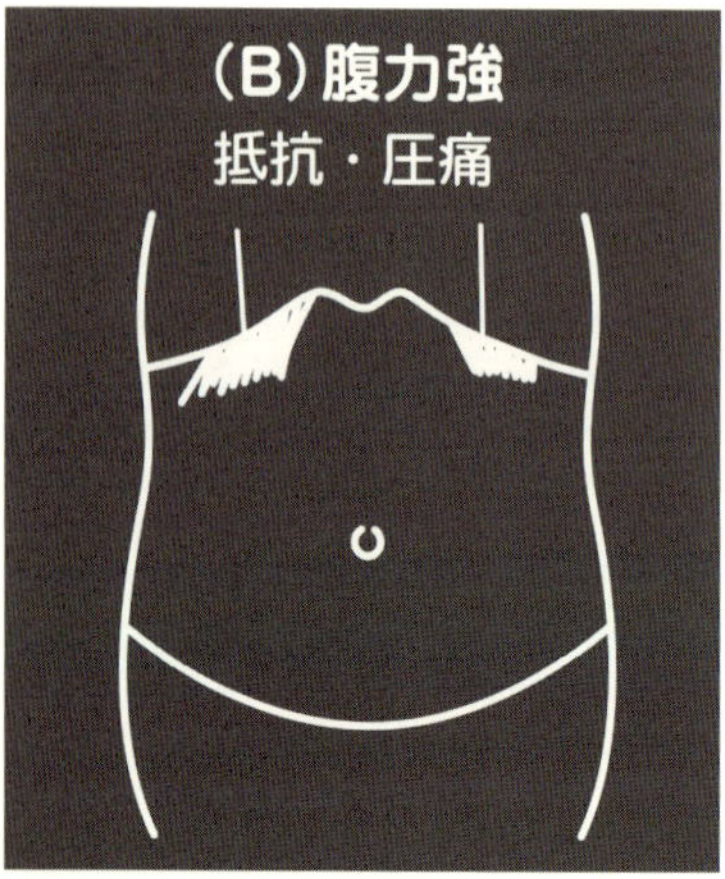

図5（B）

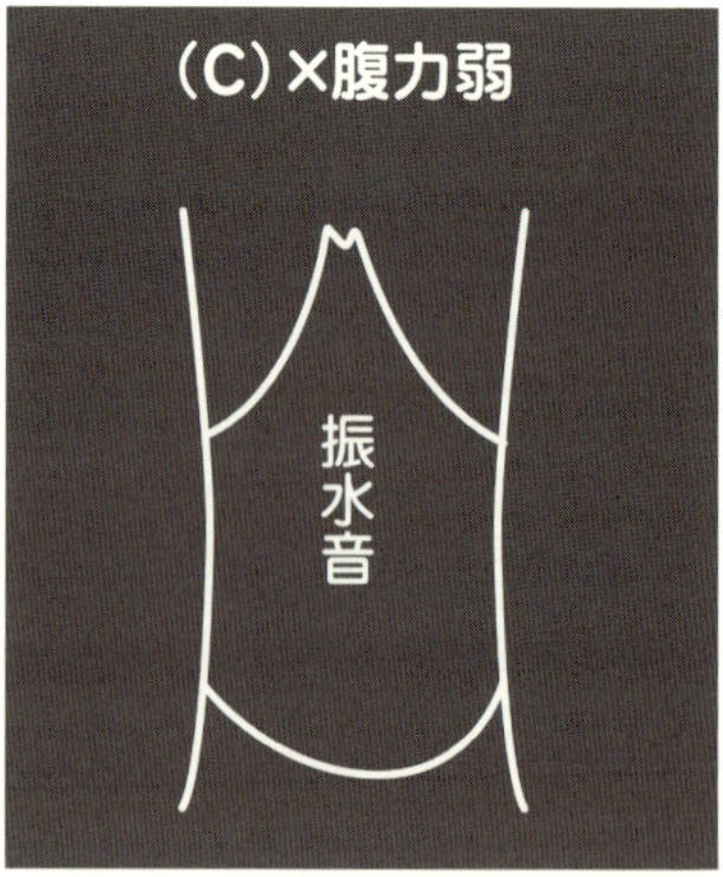

図5（C）

乙字湯

〈虚実〉虚実間証を中心とする

〈外証〉痔の痛み、痒み、軽度の出血、時に便秘。

〈脈証〉沈。

〈腹証〉中肉型、腹力は中等度を中心とする。多くの場合季肋下部の抵抗・圧痛（胸脇苦満）

を呈するが、あまり顕著ではない（A）（B）。腹力弱で心窩部に振水音を認めるものには用いないほうがよい（C）。

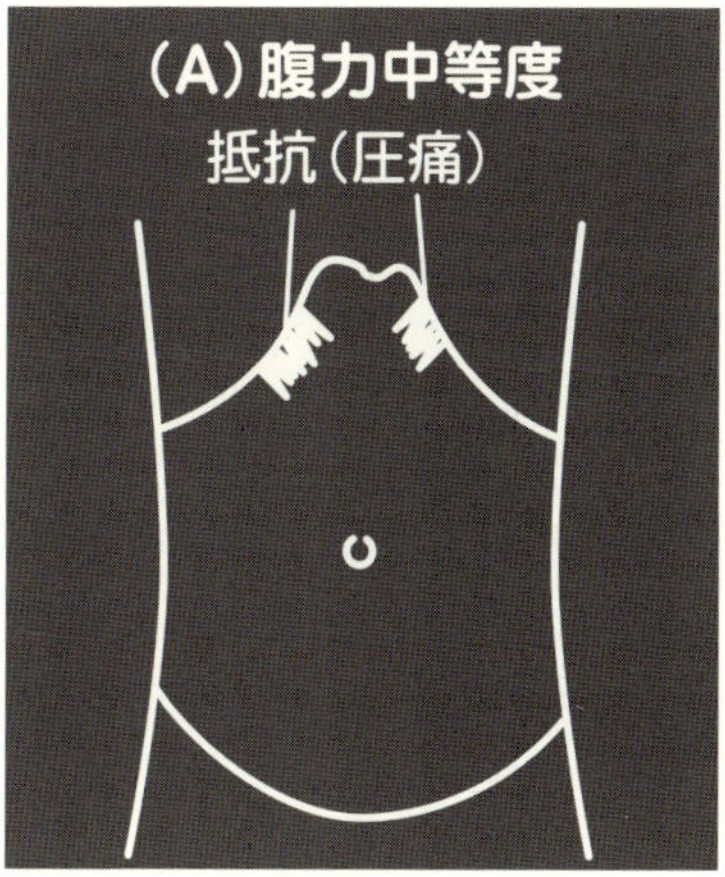

図6（A）

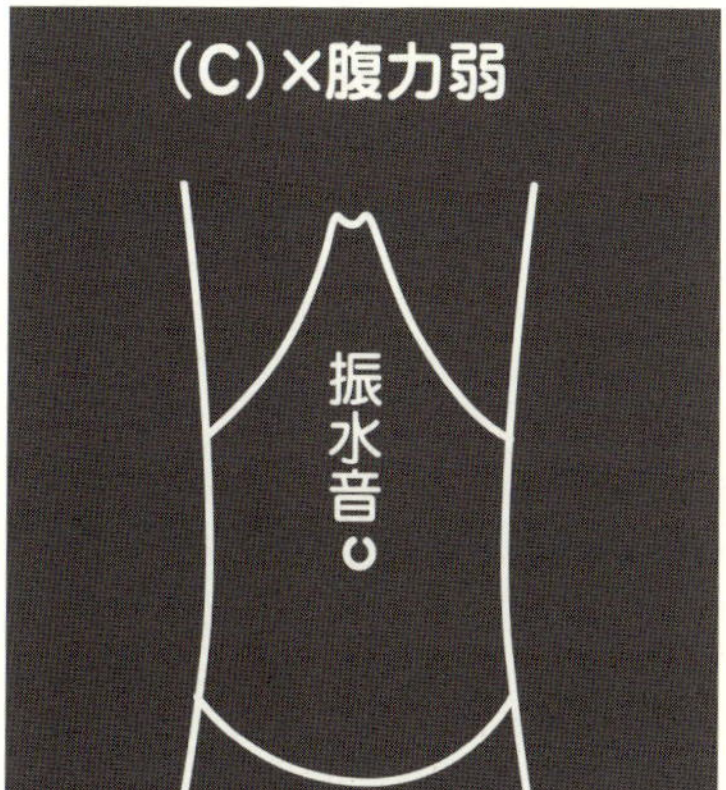

図6（C）

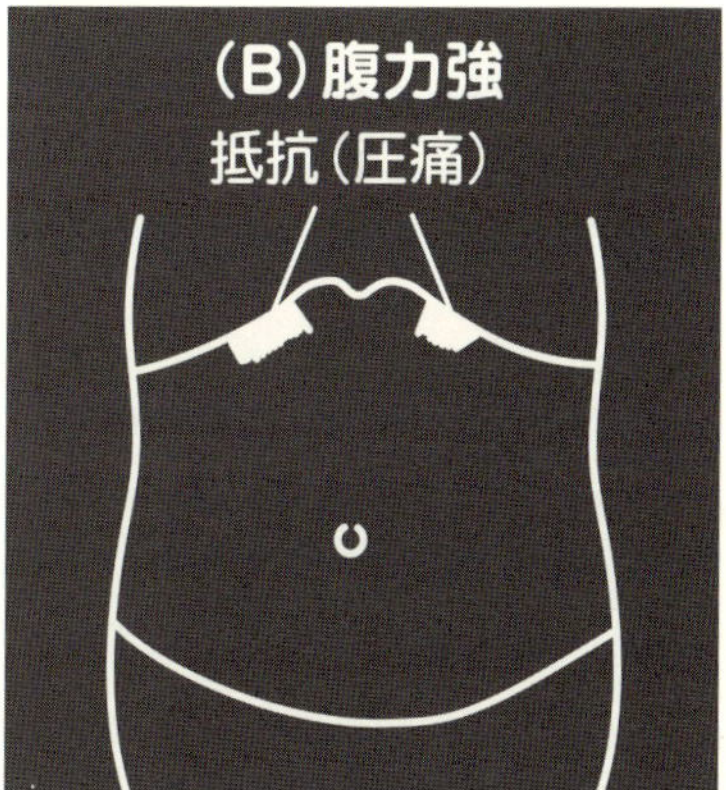

図6（B）

柴胡清肝湯

〈虚実〉虚実間証ないし比較的実証

〈外証〉上気道炎、扁桃肥大、頚部・顎下リンパ節炎症。

〈脈証〉沈。

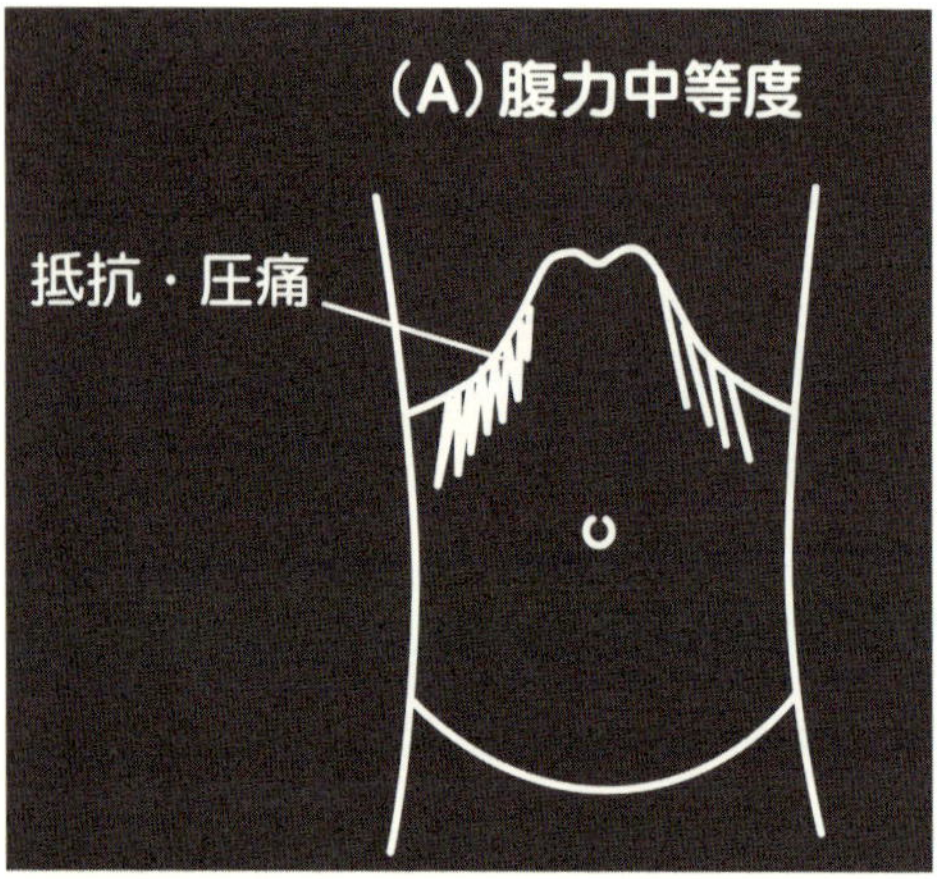

図7（A）

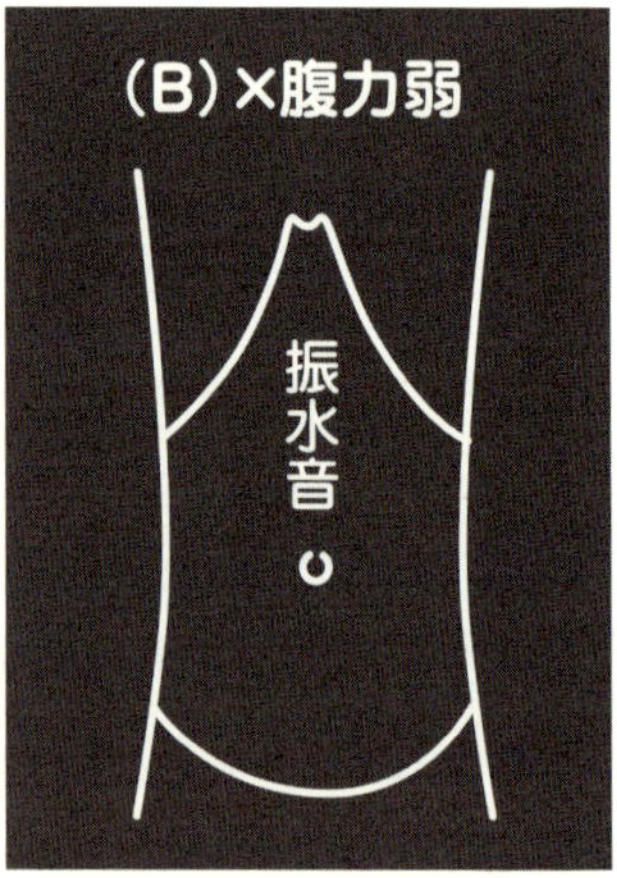

図7（B）

〈腹証〉中肉型、腹力中等度が中心である。季肋部に軽度の抵抗・圧痛（胸脇苦満）を呈する（A）。胸脇苦満は主に右側で触れる。ただ、腹力弱で心窩部に振水音を認めるものには用いないほうがよい（B）。

荊芥連翹湯

〈虚実〉虚実間証を中心に

〈外証〉耳、鼻、顔、咽頭、扁桃、上気道の

炎症・腫痛、手掌足底の発汗、難治性の皮膚発疹。

〈脈証〉沈。

〈腹証〉中肉型ないし肥満型で、腹力中等度ないし腹力強であるが、特定の腹証はない。季肋部に軽度の抵抗・圧痛を認めるものがある（A）（B）。腹力弱で、心窩部に振水音を認めるものには用いないほうがよい（C）。

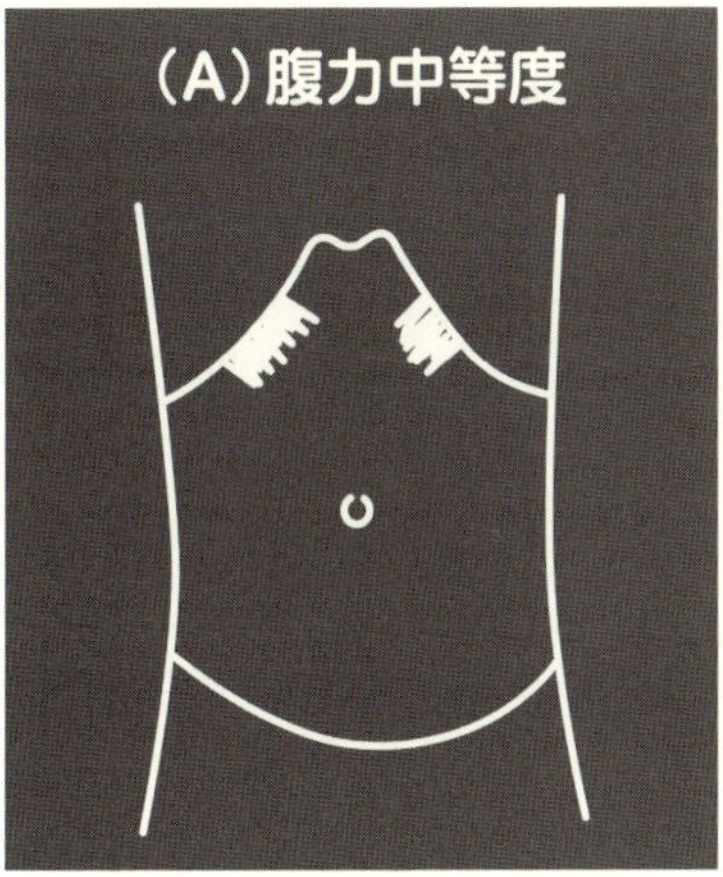

図8（A）

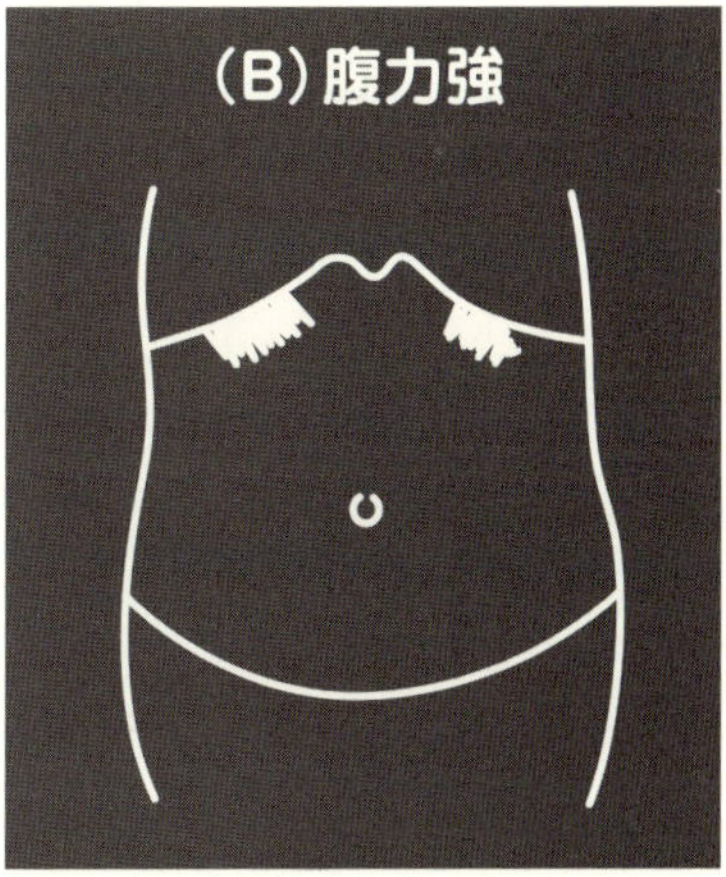

図8（B）

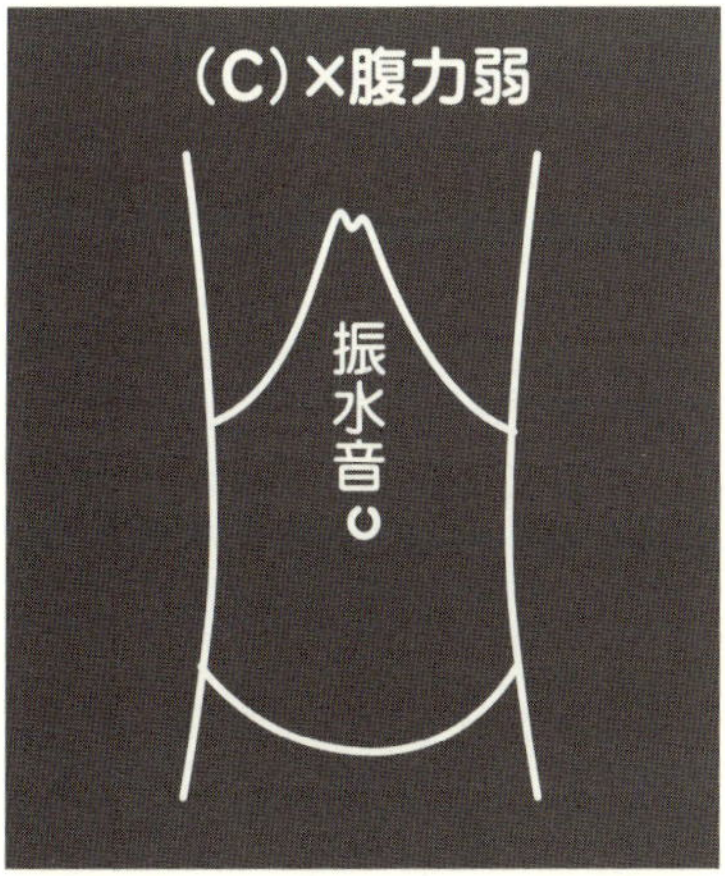

図8（C）

竹茹温胆湯

〈虚実〉虚実間証を中心とする

〈外証〉執拗な咳嗽と咯痰、微熱の遷延、不安、不眠、神経過敏、軽度の動悸、舌白苔。

〈脈証〉沈、滑。

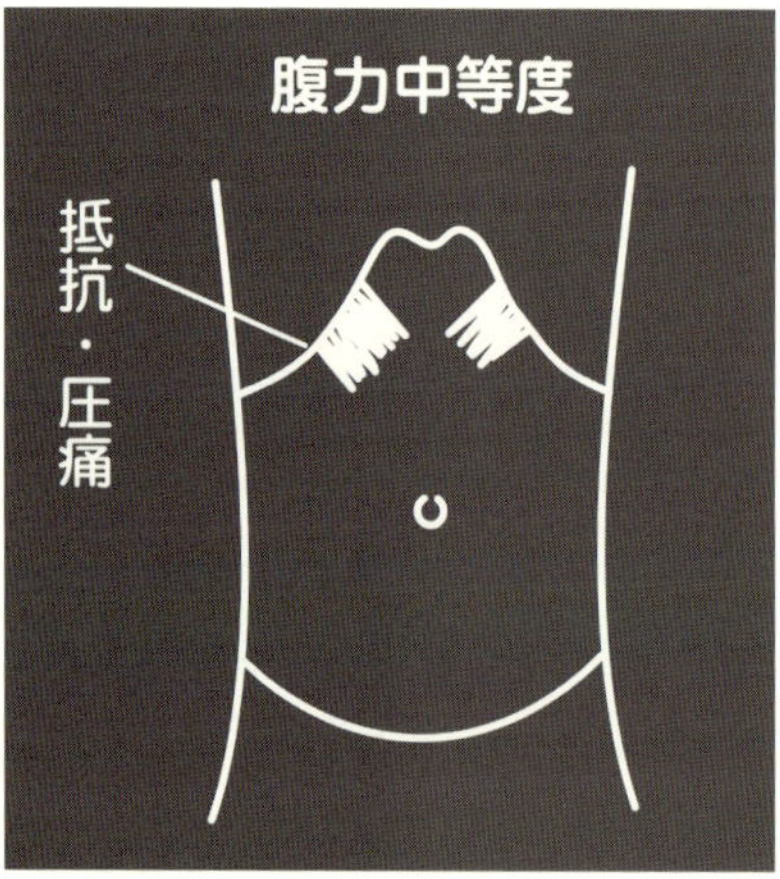

図9

〈腹証〉中肉型、腹力中等度を中心に用いる。季肋部に軽度の抵抗・圧痛（胸脇苦満）を呈するものが多い。

加味帰脾湯

〈虚実〉比較的虚証ないし虚証

〈外証〉顔色蒼白、（精神）不安、気がかり、健忘、動悸、不眠、食欲不振、時に貧血、出血、発熱、盗汗。

〈脈証〉沈。細、微、伏。

〈腹証〉痩せ型ないし中肉型で腹力弱ないしやや弱の場合に用いる。季肋部に軽度の抵抗（胸脇苦満）を認め、時としてこれに圧痛を伴う。

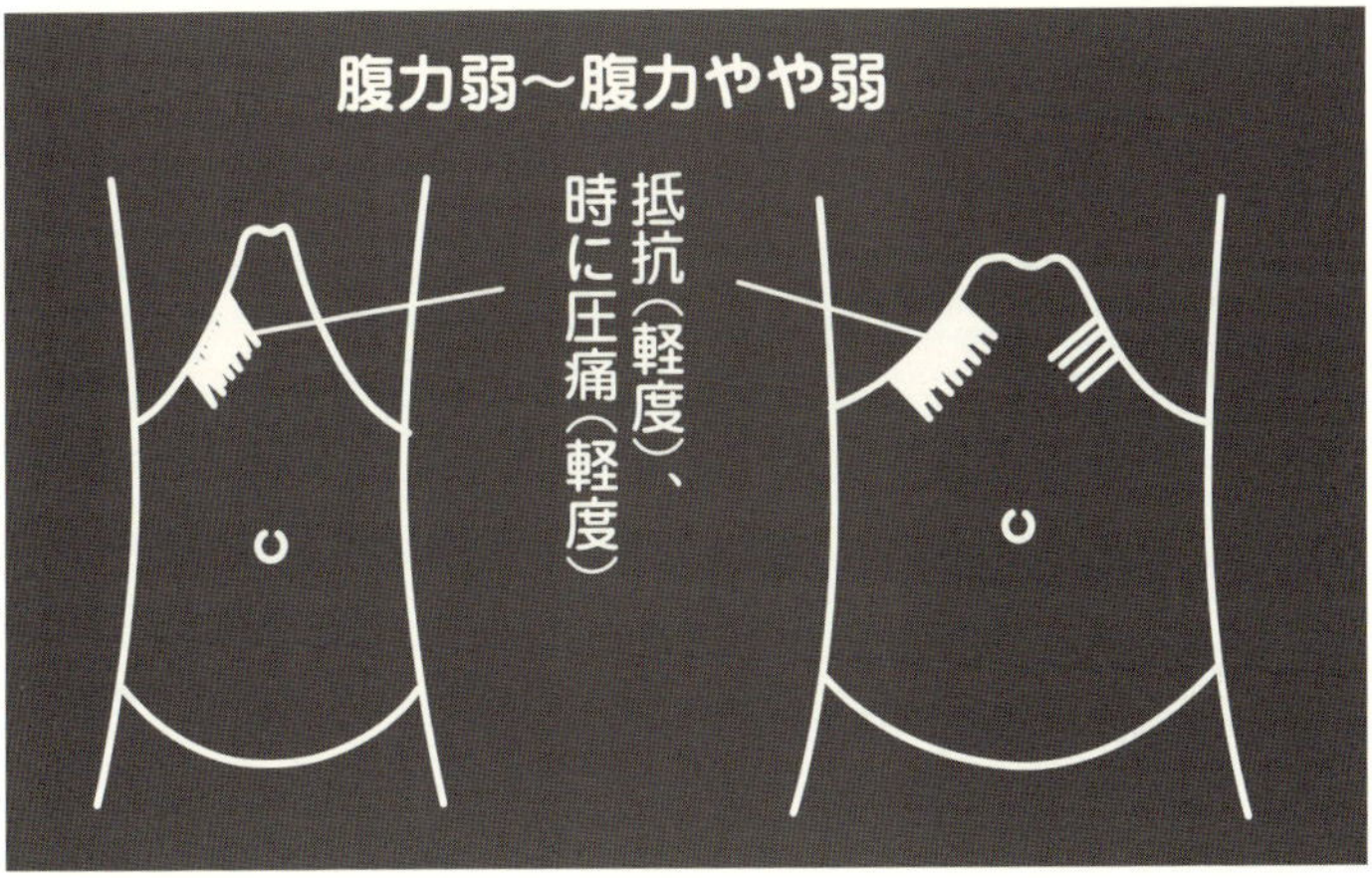

図10・11

滋陰至宝湯

『漢方製剤活用の手引き』（臨床情報センター）

【腹証】監修・山田光胤

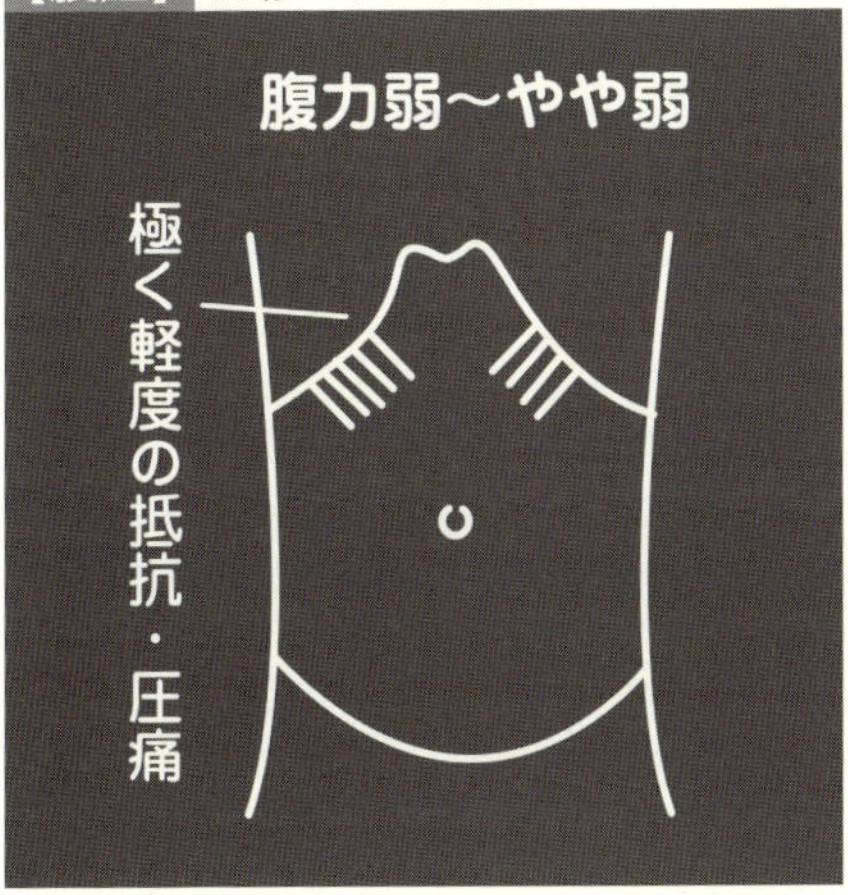

図12

加味逍遙散

『漢方製剤活用の手引き』（臨床情報センター）

【腹証】監修・山田光胤

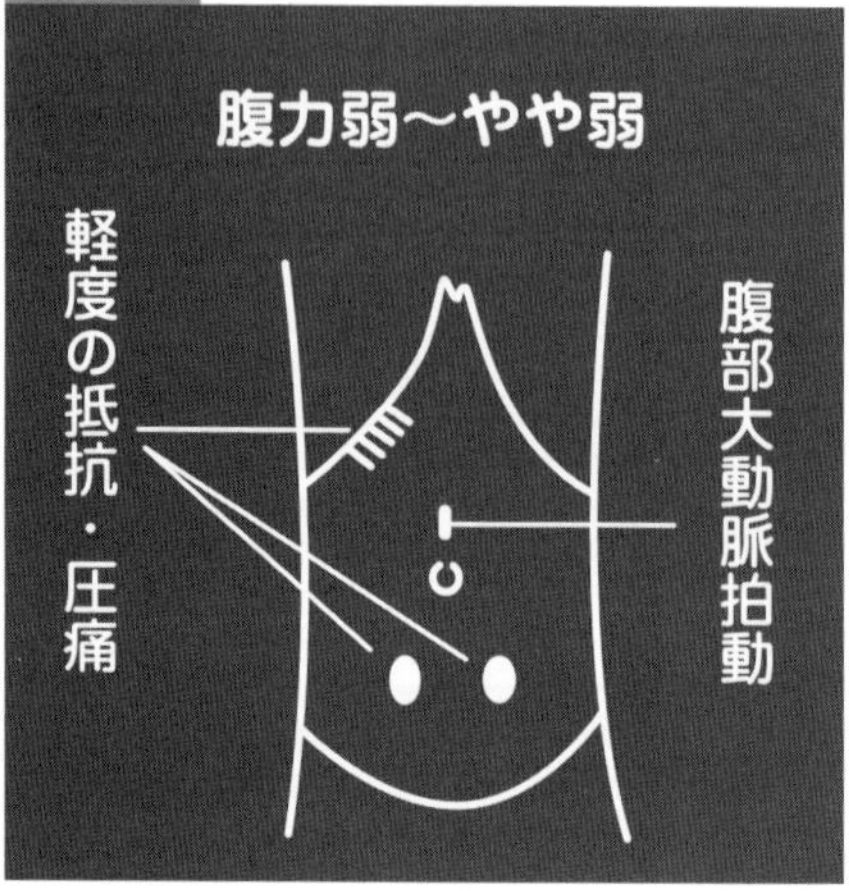

図13

秘伝加味逍遙散

加味逍遙散という衆知の処方剤がある。女性の生理障害、一般の不定愁訴、皮膚疹、高血圧、甲状腺機能異常（充進、低下）、冷え症等々に応用されるほか、筍庵は肝障害にも逍遙熱（不明熱）にも用いる。此の処方の原典は、宋の『和剤局方』の逍遙散で、それに明の龔廷賢が牡丹皮、山梔子を加え、加味逍遙散と名づけて『寿世保元』に記載したものである。龔廷賢はその後、『萬病回春』に応用症状を更に拡げて記述した。

ただ、『寿世保元』の記載が原典の条文も踏まえているので、本方の原文と考えて今再読してみる。

（『萬病回春』の記述は、松田邦夫先生の著書に和訓と解説があるので、参照されたい。）

「一に論ず。婦人血虚（貧血を含む衰弱、虚弱）、労倦（疲労倦怠）、五心（五体・全身）煩熱、或いは発熱、歯痛、日晡（夕方）益ます甚し、月水（月経）不調、此の脾血虚（胃弱の栄養不良など）に升麻を加う。愈えて後怒に因り復た痛むには前方に川芎を加う。

「一に論ず。婦人虚労（衰弱、体力低下）血気脾胃虚損（栄養、元気、胃腸消化力夫々の低下）の極、発熱痰嗽（咳）、喘急（呼吸促迫）の甚しき、相火（五臓の熱）妄動、肌肉消削（痩せる）、四肢沈困（重くるしい）、夜盗汗出で、精神短少（不安、思考沈滞）、或いは大便稀し溏く、或いは腹中の積塊（かたまり）、或いは瘧母癥瘕（おこりのかたまり、マラリアなど）、玉面黄肌痩（痩せた鉄欠乏性貧血など）で百薬効罔きに宜し」とある。

加味逍遙散は応用範囲が甚だ広く、然かも効果が確かな処方剤であるが、実際に此を使用する際、以上の記載だけでは証の判定の決め手がない。

そもそも日本漢方の診察（四診）では、腹診が最後の決め手であるが、それは『傷寒論』の復元が原になっているので、李朱医学、後世方では今に伝わるものが甚だ少ない。本方についてもそうである。

筍庵は本方を多用するので、経験的にその腹証を把握して、著書『図説東洋医学、湯液編』の中に公表した。ではあるが、一般には、此れは余り注目されていない。

今、本稿で此の腹証の由って来る根拠を示し、本誌読者への贈り物にしようと思う。

加味逍遙散の処方構成に基づくと、

一、柴胡があることで柴胡剤であることを示し、当然、胸脇苦満がある。但し虚証故微妙、微弱である。

二、朮、茯苓、甘草、生姜は、四君子湯去人参で、脾胃虚弱、水毒の証故腹力は弱く、屡々心下に振水音を認める。当帰、牡丹皮、芍薬は駆瘀血剤である。但し微弱な場合であるから当然瘀血の腹証も軽微である。薄荷、生姜、梔子は、気滞、気鬱が存在することを示している。故に腹部動悸（心下悸、臍傍悸）がある。即ち、処方構成からみて、本方は「気血水」の病態が夫々現れた腹証を現わす方剤である。但し、以上の腹証が皆現れることもあり、二、三の複合のみのこともあるが、軽微ながら胸脇苦満のみはほぼ必発である。

（注・加味逍遙散は、始めは女性の薬方として創成されたものではあるが、男性に用いても屡々効果がみられる。
殊に近年の日本男子に、その傾向がある。興味深いことである。）

『漢方の口伝～筍庵ひとりごと～』
（たにぐち書店）

光胤先生が実際臨床の腹診の際、よくされる打診の有効性について自験例を述べる。

腹診における打診の有用性

［症例1］四三歳　女性

〈主　訴〉左脇痛

〈現病歴〉一ヶ月前より、これといった誘因なく左脇下が痛みだした。消化器専門病院を受診して種々の検査を受けたが異常ないと言われ、肋間神経痛と言われロキソニンを処方された。ところが、それを服用すると左脇痛は全く楽にならず、かえって胃が痛みだした。

便秘がちで時々痔出血もあると言って来院した。色々ストレスがあり気分がうっとおしいと言う。

〈現　症〉身長一五六センチ、体重五一キログラム。脈は沈弦、舌は淡紅、歯根、白苔（写真F）、血圧一二六／七四㎜Hg。

腹診：腹力中等度で左に強い胸脇苦満、両腹直筋の拘攣、左下腹に瘀血と思われる圧痛。問題は、打診で左上腹〜脇にかけて鼓音を認めた。（写真G）

〈経　過〉腹単で胃痛と大腸の脾湾曲部に著明なガス貯留を認めた。（写真H、I）

以上より、「左脇痛を治す」と浅田宗伯が「勿誤薬室」「方函」「口訣」でコメントしている柴胡疎肝湯（四逆散加香附子、川芎、青皮）の方意で、エキスで四逆散合香蘇散を投与し

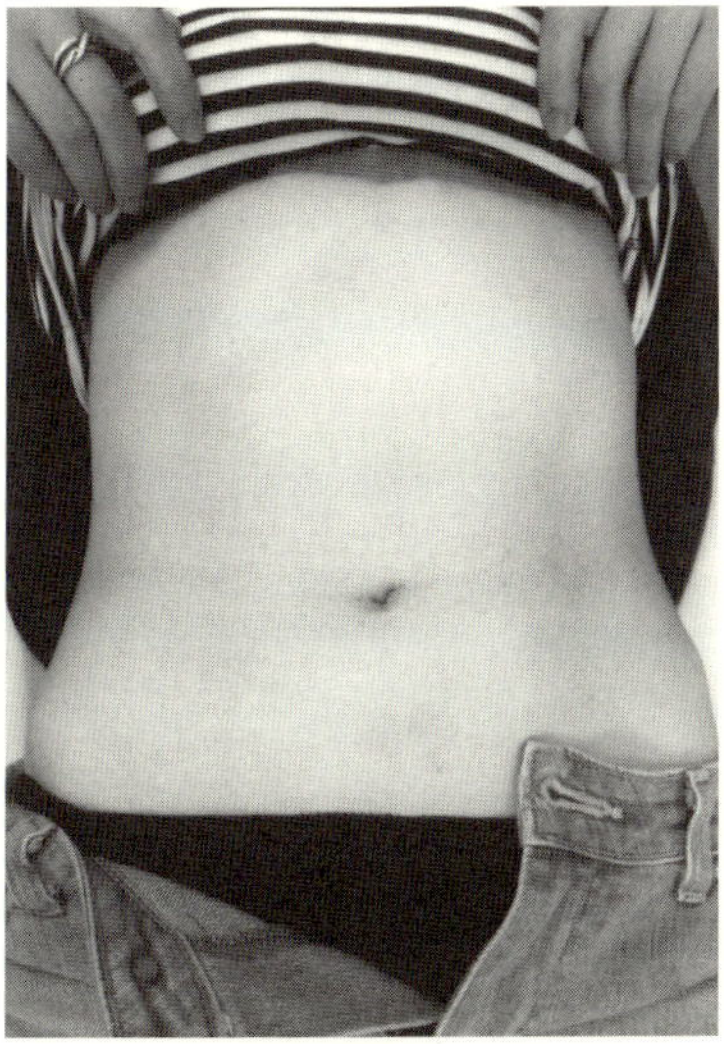

写真G

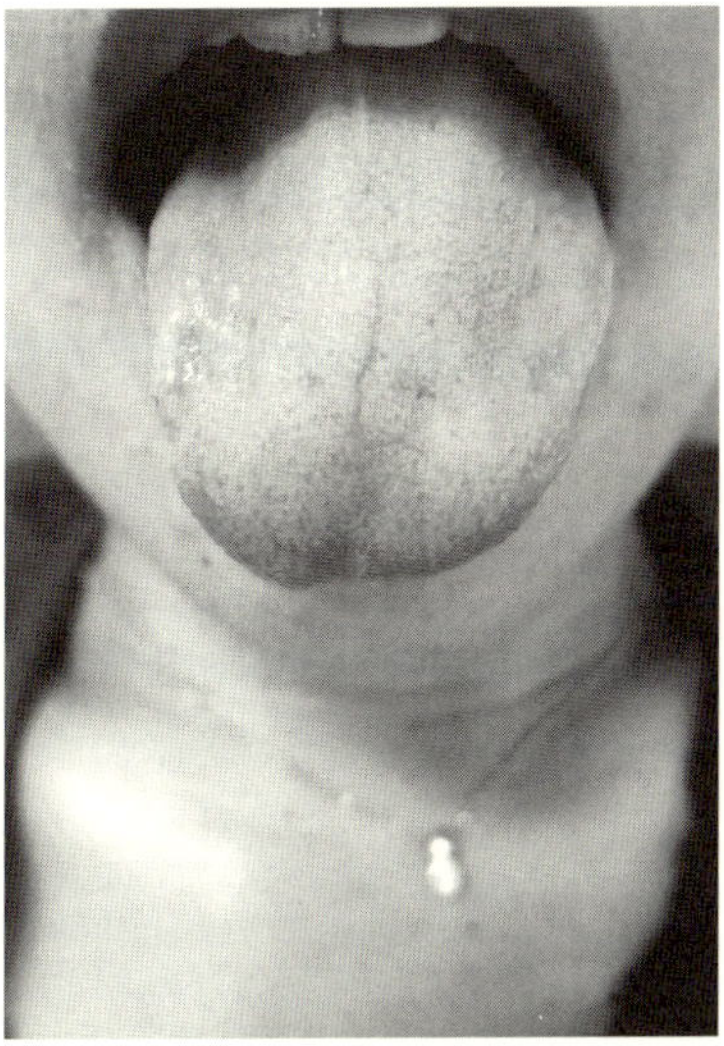

写真F

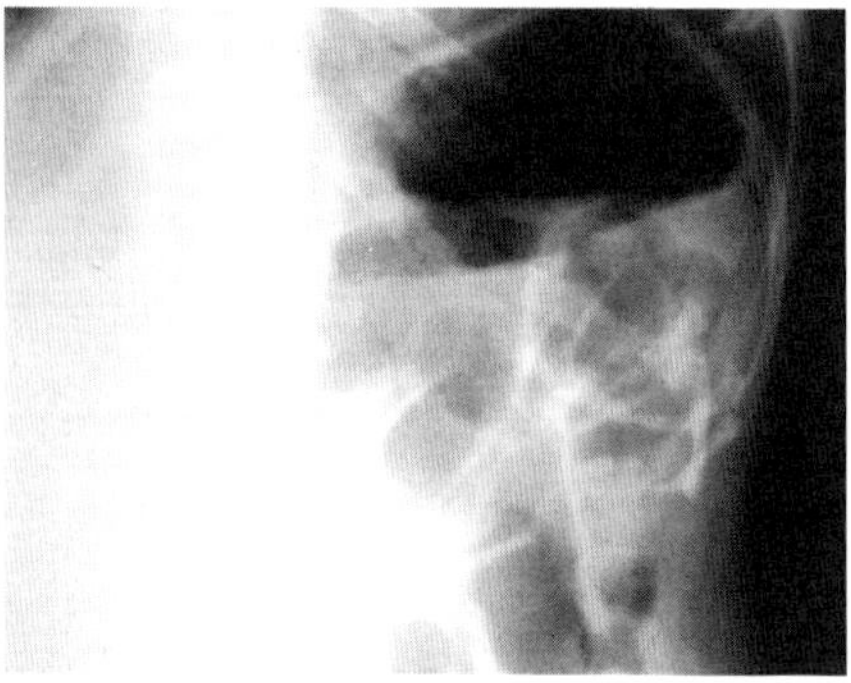
写真H

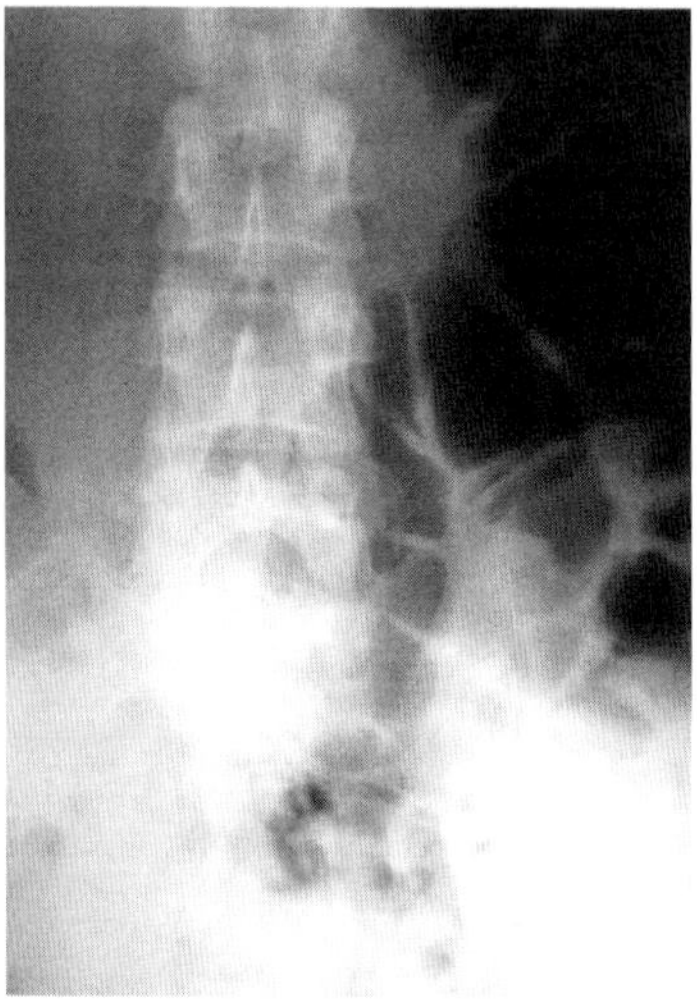
写真I

た。又、痔に対しては、エキスの乙字湯合桂枝茯苓丸加薏苡仁を各二・五グラムずつ、就寝前に服用させた。

二週後来院。大便の出は良く痔痛もなくなったが、なお左脇腹が痛いという。

そこで宗伯の前掲の書に、「二行通り拘急して、上胸脇下に迫り、腹痛、下利、微咳等をなす者、四逆散なり。一等進んで上部に迫り、気逆、胸痛をなし、鬱塞する者を柴胡疎肝湯とす。

今一等進んで、身体強急、痙状の如く、神気鬱々楽しまず、物に感動しやすき者」に使用する理気平肝散（四逆散加烏薬、香附子、川芎、木香、青皮）を煎じ薬で投与した所二週後には諸症状はドラマチックに改善した。（写真J）

ところが一ヶ月後に来院。左脇下の痛みは、よほどのストレスがかからない限りは稀となったが今回は右季肋～上腹部にかけて痛むと言う。

そこで、「塊痛右にある者」に使用する良枳湯（苓桂甘棗湯加半夏、良姜、枳実）を投与した所、二週後にはスッカリ良くなったという。〈写真J〉やれやれである。

〈考　察〉ガス貯留による腹痛は、このストレス社会においては結構多い。

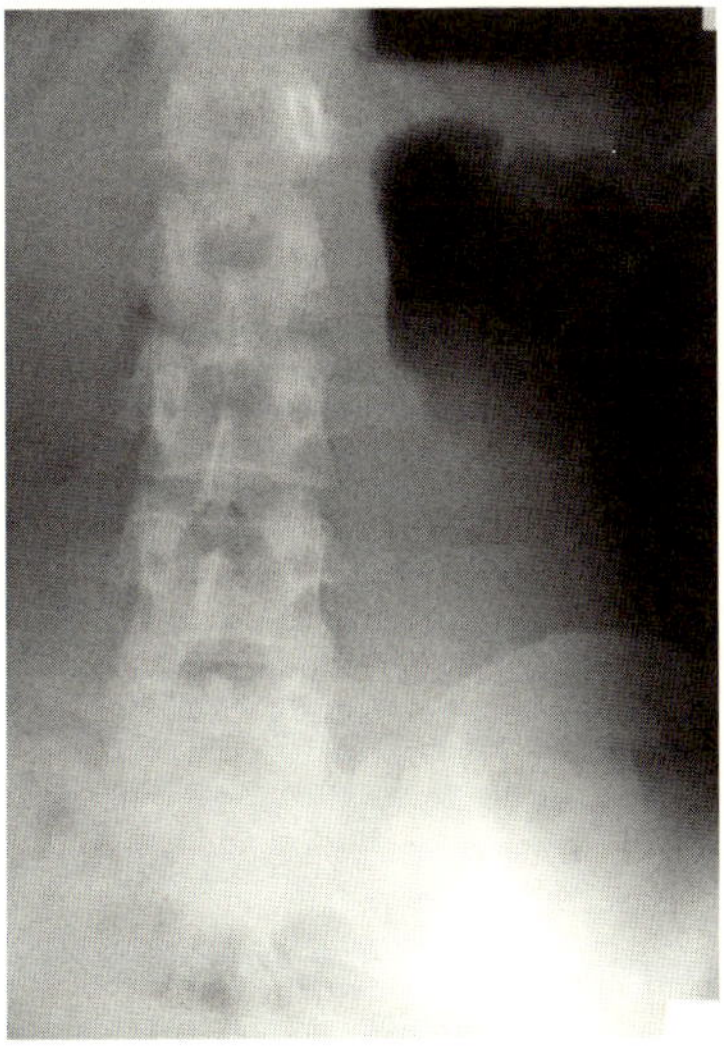

写真J

腹診上、打診の意義は決して小さくは無い。又、そのガスが胃、及び大腸或いは小腸のどの部位に主に貯まっているか。そして虚、実、寒、熱によって漢方は処方を使い分け、又、四逆散、柴胡疎肝湯、理気平肝散のように左脇痛でもその程度においてラインナップが用意されている所が治療学としての漢方の特色である。

これらの方剤の虚寒タイプに使うのが当帰湯であるが、微妙な虚実の違いによって当帰大黄湯、十味当帰湯、そして疝よりは痰が原因であれば枳縮二陳湯を鑑別して使う事になる。

何等かの原因によって胃腸の機能不全をおこし、ガスや痰飲が貯留する場合には痰飲をさばく方剤に枳実、縮砂、香附子、厚朴、茴香、木香等の行気薬を如何に組み合わせ、又、附子や乾姜等の散寒薬をどう活用するかと言う事である。

［症例2］六三歳　女性

〈主　訴〉急に来た心下部痛

〈現病歴〉二年前より、腹満、便秘に対して大柴胡湯合大黄牡丹皮湯エキスで follow up していた。ずっと順調であったが、X年十月十九日、来院。「一昨日、サンマの生焼けを食した所、昨日より左心下がキリキリ痛み、従来の漢方では全く改善しない。」と言う。

〈現症〉身長一六一センチ、体重五五キログラム。脈沈弦細、舌はやや紅舌、裂紋、乾微黄苔（写真K）、血圧一一八／七六mmHg。

　腹診：腹力強く両側性のハッキリした胸脇苦満を認めた。（写真L）

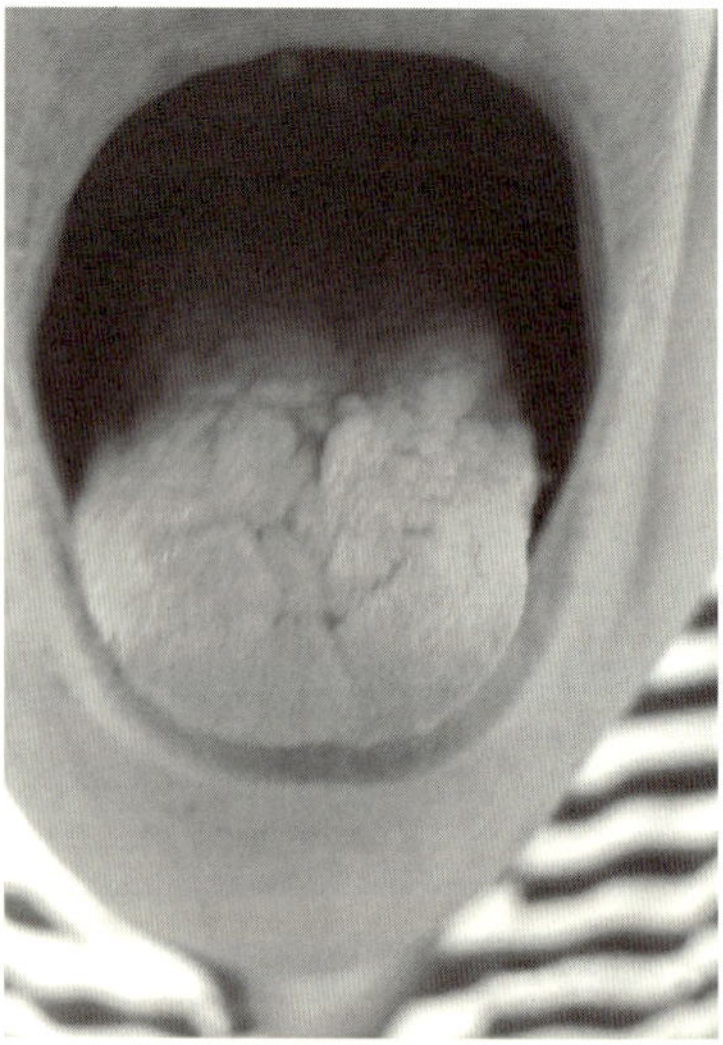

写真K

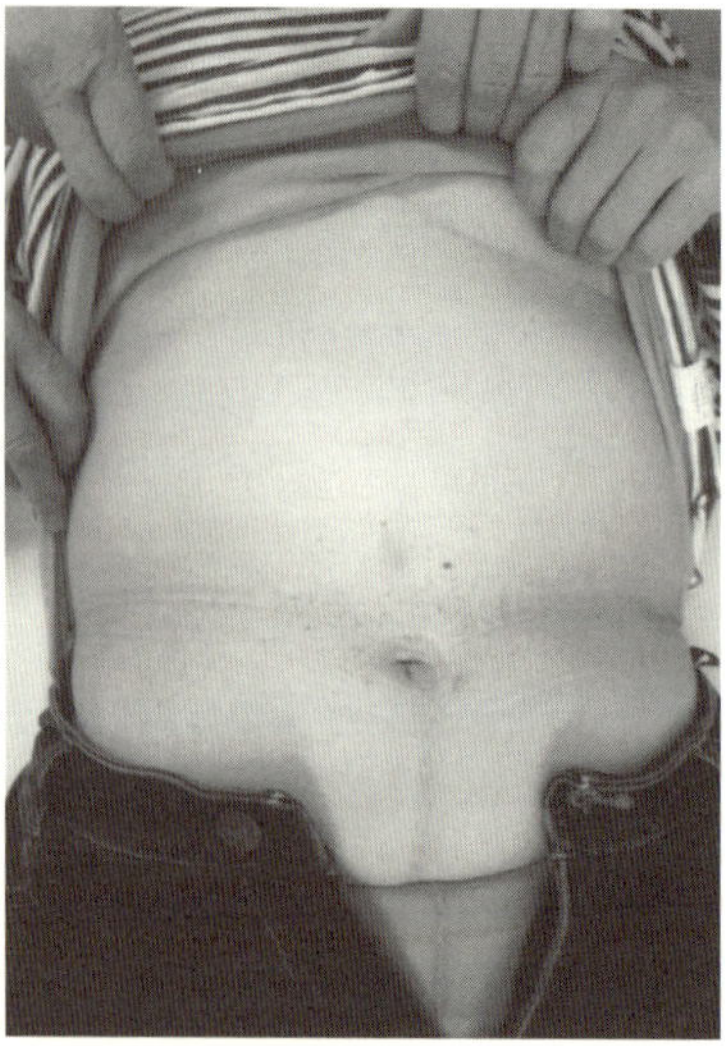

写真L

問題は打診で鳩尾~心下、及び左脇腹にかけて鼓音が著明で、鳩尾に圧痛を認めた。

〈経過〉腹部単純X―Pでは、胃、及び大腸に著明なガス貯留を認め（写真M）又、鳩尾の圧痛と腹診の特に打診所見より香蘇散エキス十五グラム（常用量の二倍）を投与した。

四日後来院し、ゲップと排ガスがびっくりする位あり、それにつれキリキリした上腹部痛はなくなり、スッキリしたという。

念の為、後四日分、今度は常用量を処方し、その方面はすっかり改善した。（写真N）

〈考　察〉和田東郭の『蕉窓方意解』の香蘇散の解説中に「男女とも気滞にて胸中心下痞塞し、飲食を思わず、黙々として動作に懶く、心下急縮し脇下苦満するゆえ、大小柴胡など用ゆれども開き難く、反て薬味の重きを嫌い、

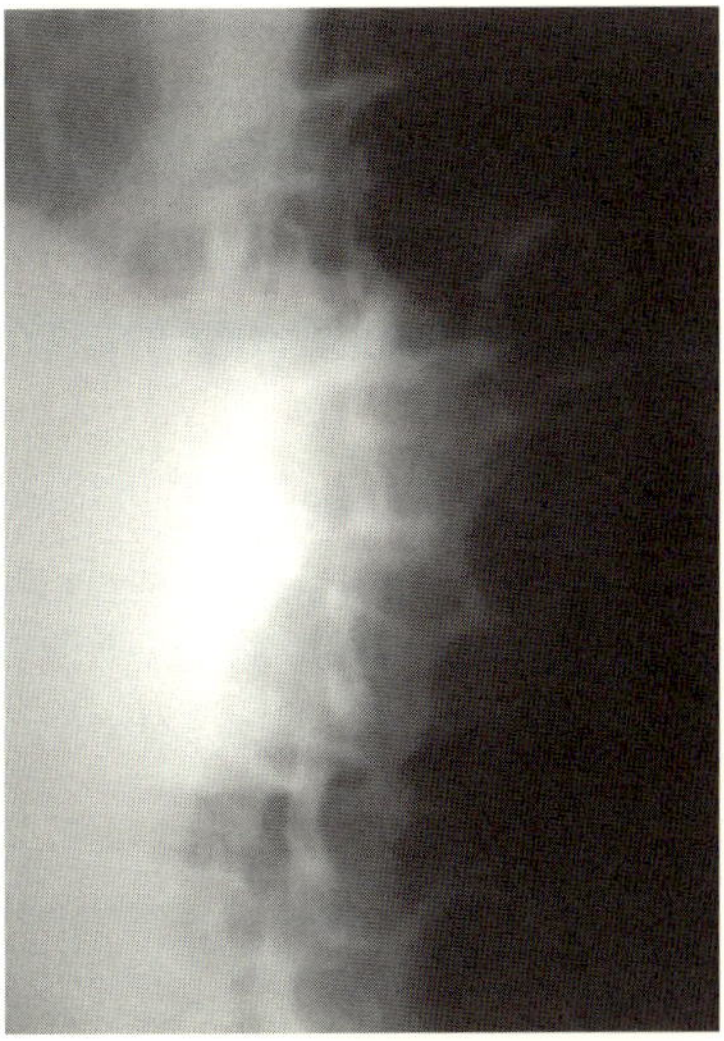
写真M

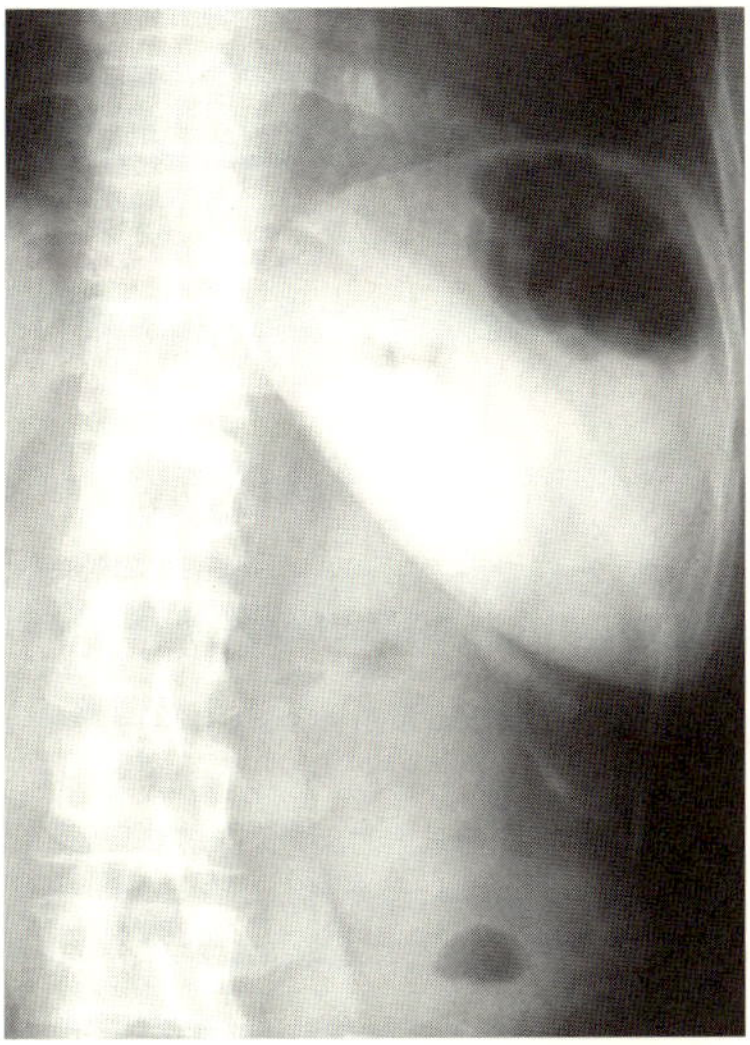
写真N

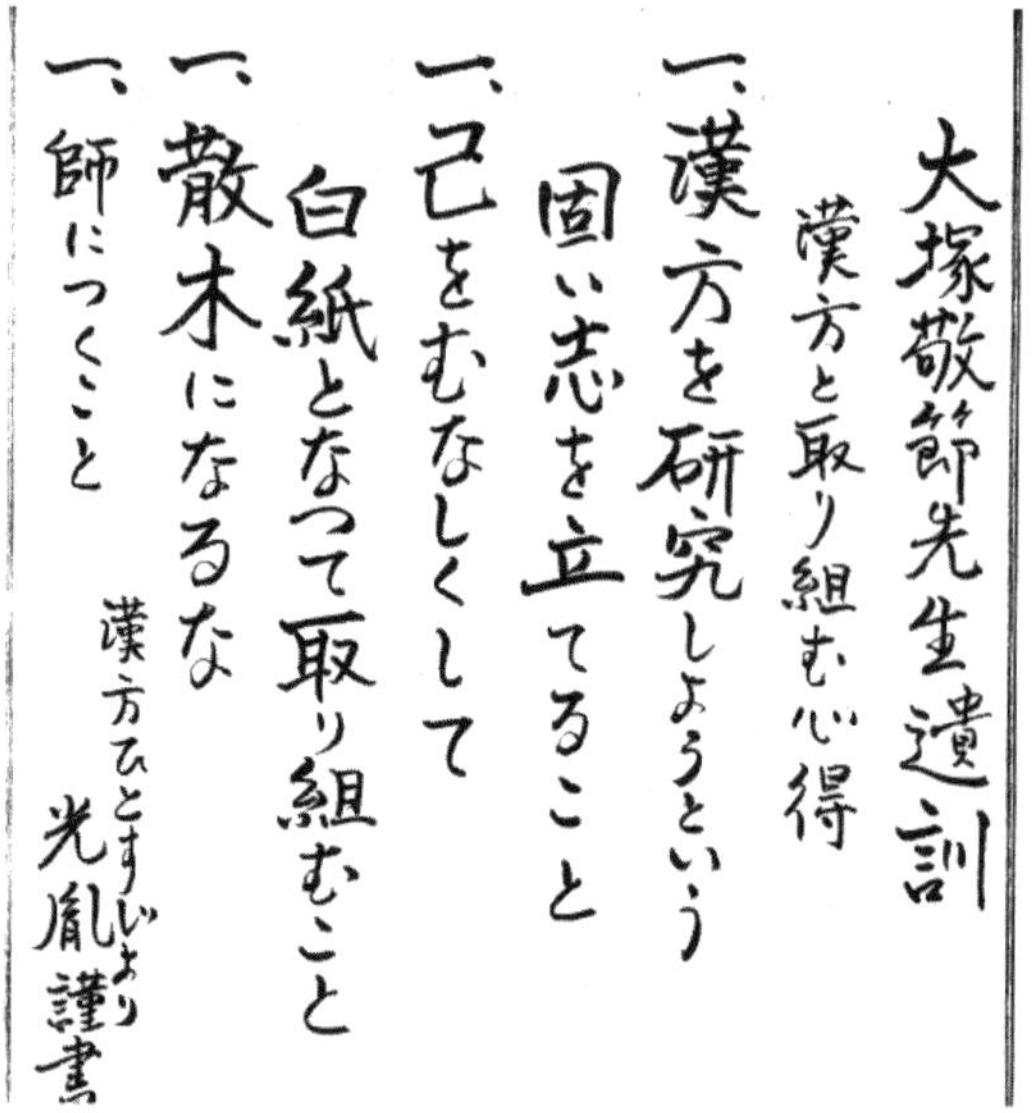
大塚敬節先生遺訓
漢方と取り組む心得
一、漢方を研究しようという
固い志を立てること
一、己をむなしくして
白紙となって取り組むこと
一、散木になるな
一、師につくこと
漢方ひとすじより
光胤謹書

イヨイヨ不食する病人あり。かような処にこの薬を用ゆれば、胸中心下忽ち豁然として、大いに効験を奏せる事あり。」又「鳩尾にてきびしく痛みて昼夜悶乱し建中、瀉心の類を用ゆれども寸効なきものに此薬を小剤にして用いて即験あり。」これに尽きる。

香蘇散と大小柴胡剤との鑑別は、触診よりも打診にある。

即ち、腹診においては打診も重要だと言う事である。

（『月刊 漢方療法』二〇一三年七～九月号 掲載）

〔編著者・共著者略歴〕

山田 光胤（やまだ・てるたね）

本名 照胤（てるたね） 号 筍庵（じゅんあん）
大正十三年、東京生まれ。昭和二六年、東京医科大学卒業。医学博士。漢方医学は医学生時代から、後に岳父となった大塚敬節先生について学ぶ。昭和三二年、日本最初の漢方医療施設・医療法人金匱会・中将湯ビル診療所の創立時より勤務し、爾来漢方ひとすじ。所長を経て、現在名誉所長・理事長（金匱会診療所と改称）。日本東洋医学会・理事・会長、第四十回学術総会会頭、第六回国際東洋医学会会頭、第六〇回日本東洋医学会学術総会名誉会頭等を歴任し、現在名誉会員。

高木 嘉子（たかぎ・よしこ）

昭和十三年、東京生まれ。昭和三八年、東邦大学医学部卒業。昭和三九年、東邦大学第二内科入局。昭和四七年、三鷹市にヨシコクリニック開業。同年、日本漢方医学研究所で漢方医学を学ぶ。昭和五七年、藤平健先生に師事。平成三年、山田光胤先生に師事。日本東洋医学会指導医。著書『冷え症を治す』『女性の病気は瘀血が原因だ』『自律神経失調症が必ず治る』『冷えと冷え症』『漢方薬を使うコツ』他。

石川 友章（いしかわ・ともあき）

昭和十八年生まれ。昭和四五年、東京慈恵会医科大学卒業、医学博士。東京慈恵医科大学附属第三病院内科、富士市立中央病院内科科長を経て、東京日野市に石川クリニック開業。昭和六三年より山田光胤に師事する。現在（医）（社）方伎会理事長、同石川クリニック院長。日本東洋医学会会長、指導医、東京都医師会編集委員会委員長、慈恵大学客員教授、日本臨床漢方医会監事。

織部 和宏（おりべ・かずひろ）

昭和四十一年、大分上野丘高校卒業。同四十八年三月、神戸大学医学部卒業。同五十一年一月、九州大学温研内科に入局、外来医長、病棟医長を経て、同五十五年四月、大分赤十字病院第二内科部長として勤務、九大生医研講師を兼任。同六十一年四月、織部内科クリニックを開業。中医学をハルピン医大中医科講師の趙育松先生に平成元年～二年師事。日本漢方を山田光胤先生に平成四年より師事中。東洋医学会漢方専門医指導医。大分県部会会長、大分大学医学部臨床教授。

足立 秀樹（あだち・ひでき）

昭和二五年生まれ。昭和五十年慈恵医大卒、医学博士（内科学）。平成元年、山田光胤先生に入門。現在、日本漢方医学研究所附属渋谷診療所及びあだち医院にて診療。漢方友の会機関誌『活』編集長。

山田 享弘（やまだ・たかひろ）

昭和三一年（一九五六年）生まれ。昭和五六年、東京医科大学卒業。同五六年、医師国家試験合格、東京医科大学大学院臨床病理学教室入学、血液凝固線容学、臨床検査診断学を専攻。昭和六十年、東京医科大学大学院修了。昭和六二年、医学博士取得。漢方は父山田光胤氏に師事。昭和六二年より医療法人社団金匱会診療所勤務。一般社団法人日本東洋医学会常務理事、医療法人社団金匱会診療所所長、山田医院副院長。

山田光胤先生からの口伝 ～口訣と腹診～

2014年 9 月15日　第 1 刷発行
2015年12月29日　第 2 刷発行

編著者　山田 光胤・織部 和宏
発行者　谷口 直良
発行所　㈱たにぐち書店
〒171－0014　東京都豊島区池袋2－69－10
TEL. 03－3980－5536　FAX. 03－3590－3630
http://t-shoten.com　http://toyoigaku.com

落丁・乱丁本はお取替えいたします。